磯邊偶渉

呉　秀三著

附　癲癇狂経験編

土田献翼卿著

磯邊偶渉目次

上巻

一、應聲蟲……一
二、疑疾……一
三、潔癖……三
四、食慾の異常、其倒錯……四
五、心氣病……五
六、佯狂……七
七、徒然草の酒毒説……七
八、守部正稽の酒説養生論……九
九、守部氏の中酒説……九
十、支那に於ける精神療法……一〇
十一、我邦に於ける精神療法の二家……一五
十二、作嘔療法……一八
十三、訓戒的處方……一九
十四、狐憑の成書に出でし最初……二一
十五、離魂病……二一
十六、痛覺鈍麻と毆打療法……二七
十七、茘枝保護と死刑數十人……二七

十八、性　癖……二七
十九、導引法……三三
二十、國書に見えたる神經病的外奔症……三八
二十一、元亨釋書の憑依症……四一
二十二、人狐辨惑談……四二
二十三、妖怪門勝光傳……六五
二十四、靈獸雜記……七九
二十五、古事記渉讀……一四七
二十六、古風土記及逸文抄讀……一五六
二十七、日本書紀渉讀……一七二

下　巻

二十八、續日本紀……二〇二
二十九、日本後紀……二〇七
三十、續日本後紀……二一〇
三十一、三代實錄抄讀……二二一
三十二、日本紀略抄錄……二二八
三十三、扶桑略記抄讀……二六二

附

癲癇狂經驗編……土田献翼卿著　文政二年
原　文……三二〇
現代語訳……三七六

二十八、續日本紀

役ノ小角ガ呪術ヲナシ鬼神ヲ使フコト。

文武天皇三年五月丁丑。役ノ君小角流于伊豆ノ島。初小角住於葛木山。以呪術稱。外從五位下韓國連廣足師焉。後害其能。讒以妖惑。故配遠處。世相傳云。小角能役使鬼神。汲水採薪。若不用命。即以呪縛之。(續日本紀卷一)

療病ノ效アル鍋ノコト。

海上ノ風波ト龍王ノ祟ノコト。

文武天皇四年三月庚戌朔己未。道照和尚物化。天皇甚悼惜之。遣使弔賻之。和尚河内國丹比郡人也。孝德天皇白雉四年。隨使入唐。適遇玄弉三藏。師受業焉。始習禪定。所悟稍多。於後隨使歸朝。臨訣三藏授一鐺子《ナベ》曰。吾從西域自所將來。煎物養病。無不《ト云ヿ》神驗。於是和尚拜謝啼泣而辭。及至登州。使人多病。和尚出鐺子。暖水煮粥遍與病徒。當日即差《イユ》。既解纜順風而去。比至海中。船漂蕩不進者七日七夜。諸人怪曰『風勢快好。計日應到本國。船不肯行。計必有意。』卜人曰『龍王欲得鐺子。』和上聞之曰『鐺子此是三藏之所施者也。龍王何敢索之。』諸人皆曰『今惜鐺子不與。恐合船爲魚食。』因取鐺子拋入海中。登時船進還歸本朝。(續日本紀卷一)

山火事ヲ神ニ祈リ靈驗アリシコト。

文武天皇慶雲三年七月乙丑。丹波。但馬。二國山災。遣使奉幣帛于神祇。即雷聲忽應。不撲自滅。(續日本紀卷三)

疫病除ノ方法トシテ土牛ヲ作リ大儺スルコト。

文武天皇慶雲三年。天下諸國疫疾。百姓多死。始作土牛大儺。(續日本紀卷三)

疫病除ノ爲ニ諸國ニ大祓ヲ行フコト。

文武天皇慶雲四年春正月庚子朔乙亥。因諸國疫。遣使大祓。(續日本紀卷三)

皇太子ノ病ニツキ諸陵ニ奉幣スルコト。

聖武天皇神龜四年八月丙戌。天皇御東宮。緣皇太子病。遣使奉幣帛於諸陵。(續日本紀卷十)

皇太子ノ病ニツキ佛像ヲ造リ佛經ヲ寫シ轉讀供養スルコト。

聖武天皇神龜四年八月甲申。勅『皇太子寢病。經日不レ愈。自レ非二三寶威力一何能解二脱患苦一。因レ玆。敬造二觀世音菩像壹百七十七軀一。並經一百七十七卷一。禮佛轉經。一日行道。緣二此功德一。欲レ得二平復一。』又勅『可下大二赦天下一。以救上レ所レ患。其犯二八虐一。及官人枉レ法受レ財。監臨主守自盗。盗レ所二監臨一。強盗竊盗得レ財。常赦レ所レ不レ免者。並不レ在二赦限一。』（續日本紀卷十）

勅令ヲ以テ異端ヲ學ビ魘魅呪詛ノ法ニテ萬物ヲ傷害スルモノヲ刑セシコト。妖妄ナル經典ヲ作成シ傳授シ又ハ合藥シ毒ヲ作リ恠ヲナスモノヲ罰スルコト。

聖武天皇天平元年四月癸亥勅『內外文武百官及天下百姓。有下學二習異端一。蓄二積幻術一。壓魅呪咀害二傷百物一者上。首斬從流。如有下停二住山林一。詳道二佛法一。自作二教化一。傳習授業。封二印書符一。合レ藥造レ毒。萬方作レ恠。違二犯勅禁一者上。罪亦如レ此。其妖訛書者。勅出以後五十日內首訖。若有下限內不レ首。後被二糺告一者上。不レ問二首從一。皆咸配流。其糺告人賞二絹三十疋一。便徵二罪家一。』（續日本紀卷十）

靈龜ノ瑞ニヨリ改元ノコト。

聖武天皇天平元年六月己卯。左京職獻二龜長五寸三分。闊四寸五分一。其背有レ文云『天王貴平知百年』。八月癸亥天皇御二大極殿一。詔曰（中略）『辭別詔久。此大瑞物者《コトワケテノリタマハクコノオホシルシノモノハ》。天坐神《アメニマス》地坐神《クニニマス》乃《ノ》相宇豆奈比《アヒウヅナヒ》。奉福奉事爾《マツリサキハヘマツルコトニ》依而《ヨリテ》顯久出多留瑞爾在羅之止奈母《クイデタルシルシニアルラシトナモ》。神隨所思行須《カミナガラオモホシメス》是以天地之神乃顯奉留貴瑞以。而。御世年號《ミヨノナヲ》改賜換賜《カヘタマフ》。是以改二神龜六年一。爲二天平元年而《ハジメノトシトシテ》大赦天下《アメノヒロクツミユルシ》百官主典已上人等《モモノツカサノツムヒトヨリカミツカタノヒトドモ》冠位一階上賜事乎《カガフリクラヰヒトシナアゲタマフコトヲ》始。一二乃慶命詔賜《ヨロコビノ大ミコトノリタマヒ》惠賜行賜止詔。天皇命乎衆《モロ〳〵》聞食宣。其賜レ物。』（續日本紀卷十）

安藝周防ノ人々ガ妄ニ禍福ヲ說キ死靈ヲ祈ルコト。京都近傍ノ山ニ群衆ヲ集メ妖言ヲナシ惑亂セシメシコト。

聖武天皇天平二年九月庚辰。詔曰。安藝周芳國人等妄說二禍福一。多ユ人衆。妖二祠死魂一。云レ有レ所レ祈。又近レ京左側山原。聚二集多人一。妖言惑レ衆。多則萬人。少乃數千。如レ此之徒深違二憲法一。若更因循爲レ害滋甚。自レ今以後。勿レ使レ然（續日本紀卷十）

皇后ノ病ニツキ大赦シテ祈リシコト。

聖武天皇天平五年五月丙寅朔辛卯。勅『皇后枕席不レ安。已經二年月一。百方療治未レ見二其可一。思二斯煩苦一。忘二寢與一レ食。可下大二赦天下一救中濟此病上。自二天平五年五月二十六日昧爽一以前。大辟已下。常赦レ所レ不レ免。皆悉原放。其反逆並緣坐流之類者。便隨二輕重一降。但強竊二盜不レ在二免例一。』（續日本紀卷十一）

疫病流行ニツキ之ヲ除クタメ大赦ノコト

聖武天皇天平九年七月乙未、大赦天下。詔曰、比來縁有疫氣多發。祈祭神祇、猶未得可。而今右大臣身體有勞、寢膳不穩。朕以惻隱、可大赦天下救此病苦。自天平九年七月二十二日昧爽以前、大辟罪已下、咸赦除之。其犯八虐私鑄錢。及強竊二盜。常赦所不免者。並不在赦限。（續日本紀卷十二）

太宰府疫死者多キニヨリ祈禱施療スルコト

聖武天皇天平七年八月乙未、勅曰『如聞。此日《コノコロ》太宰府疫死者多。思欲救療疫氣以濟民命。』是以奉幣彼部神祇。爲民禱祈焉。又府大寺及別國諸寺、讀金剛般若經。仍遣使賑給疫民。並加湯藥。又其長門以還諸國守若介專齋。或道饗祭祀。（續日本紀卷十二）

皇太后鬱憂症ノコト

聖武天皇天平九年十二月丙寅、皇太夫人藤原氏（宮子娘）就皇后宮。見僧正玄昉法師。天皇亦幸皇后宮。皇太夫人爲沈幽憂。久廢人事。自誕天皇未曾相見。法師一看、惠然開晤。至是適與天皇相見。天下莫不慶賀。即施法師絁一千疋・綿一千屯・絲一千絇・布一千端。又賜中宮職官人六人位各有差。亮從五位下下道朝臣眞備授從五位上。少進外從五位下阿倍朝臣蟲麻呂從五位下。外從五位下文忌寸馬養外從五位上。（續日本紀卷十二）

疫病ニテ死者多キニヨリ祈禱スルコト

聖武天皇天平九年四月癸亥。太宰管内諸國。疫瘡時行。百姓多死。詔奉幣於部内諸社以祈禱焉。又賑恤貧疫之家。並給湯藥療之。（續日本紀卷十二）

神宣ニヨリ臣下ニ姓ヲ賜スコト

聖武天皇天平九年十一月壬辰。宴群臣於中宮。散位正六位上大倭忌寸《ヤマトノイミキ》小東人。大外記從六位下大倭忌寸水守二人。賜姓宿禰。自餘族人連姓。爲有神宣也。（續日本紀卷十二）

反逆者ノ亡魂ノコト

孝謙天皇天平寶字元年七月甲寅。勅曰。此者《コノコロ》頑奴潛圖反逆。皇天不遠。羅令伏誅。民間或有假說亡魂。浮言紛紜。擾亂鄕邑者。不論輕重。皆與同罪。普告遐邇。宜絕妖源。（續日本紀卷二十）

皇族ガ凶惡放蕩ニシテ人ヲ殺シ其股ノ肉ヲ割キ膾ニセシコト

淳仁天皇天平寶字五年三月己酉。茅原王坐以刀殺人。賜姓龍田眞人。流多褹島。男女六人復令相隨。葦原王者。三品忍壁親王之孫。從四位下山前王之男。天性凶惡。喜遊酒肆。時與御使連麻呂博飲忽發怒。刺殺屠其股宍。便置胷上而膾之。及他罪狀明白。有司奏請其罪。帝以宗室

之故。不忍致法。仍除王名配流。（續日本紀卷二十三）

難船シテ船靈ニ祈リ後ニ位冠ヲ授ケシコト。

淳仁天皇天平寶字七年八月壬午。初遣高麗國船。名曰能登。歸朝之日。風波暴急。漂蕩海中。祈曰。『幸賴船靈。平安到國。必請朝庭。酬以錦冠』。至是緣於宿禱。授從五位下。其冠製錦表絁《シ》裏。以紫組爲纓。（續日本紀卷二十四）

海上風波ノ時女子ト僧侶ヲ海ニ投ジテ難船ヲ免レントシ罰セラレシコト。

淳仁天皇天平寶字七年十月乙亥。左兵衛佐正七位下板振鎌束。至自渤海。以擲人於海。勘當下獄。八年之亂。獄囚充滿。因其居住移於近江。初王新福之歸本蕃也。駕船爛脆、送使判官平郡《ヘグリ》虫麻呂等。慮其不完。申官求留。於是。史生已上。皆停其行。以修理船。使鎌束便爲船師。送新福等發遣。事畢歸日。我學生高內弓。其妻高氏。及男廣成。綠兒一人。乳母一人。竝入唐學問僧戒融優婆塞一人。轉自渤海相隨歸朝。海中遭風。所向迷方。柂師水手爲波所沒。于時鎌束議曰。異方婦女今在船上。又此優婆塞異於衆人。一食數粒。經日不飢。風漂之災未必不由此也。乃使水手撮內弓妻竝綠兒・乳母・優婆塞四人。擧而擲海。風勢猶猛。漂流十餘日。着隱岐國。（續日本紀卷二十四）

葛城ノ神ガ老夫ニ化セシコト。

淳仁天皇天平寶字八年十一月庚子。復祠高鴨神於大和國葛上郡。高鴨神者法臣圓興。其弟中衞將監從五位下賀茂朝臣田守等言。昔大泊瀨天皇（雄略）獵于葛城山。時有老夫。每與天皇相逐爭獲。天皇怒之流其人於土左國。先祖所主之神化成老夫。爰被放逐。（今撿前記不見此事）於是。天皇乃遣田守。迎之令祠本處。（續日本紀卷二十五）

僧基眞ガ咒法ノコト　靈驗ヲ詐リシコト。

稱德天皇神護景雲二年十二月甲辰《辛丑朔》。先是山階僧寺基眞。心性無常。好學左道。詐咒縛其童子。教說人之陰事。至乃作毘沙門天像。密置數粒珠子於其前。稱爲現佛舍利。道鏡仍欲眩耀時人。以爲己瑞。乃諷天皇。赦天下。賜人爵。基眞賜姓物部淨志《キヨシノ》朝臣。拜法參議。隨身兵八人。基眞所作怒者。雖卿大夫。不顧皇法。道路畏之。避如逃虎。至是凌突其師主法臣圓興。擯飛驒國。（續日本紀卷二十九）

太宰府ノ神主ガ神託ヲ僞稱スルコト。

稱德天皇神護景雲三年九月己丑始。太宰主神《カンツカサ》習宜《キノ》阿曾麻呂希レ旨。方媚二事道鏡一。因矯二八幡神教一言『令二道鏡即一皇位一。天下太平』。(續日本紀卷三十)

光仁天皇寶龜三年四月丁己。寶字八年(中略)。時太宰主神習宜阿曾麻呂。詐稱二八幡神教一。誑二耀道鏡一。道鏡信レ之。有下覦二覬神器一之意上。語在二高野天皇紀一。洎二于宮車晏駕一。猶以二威福由一レ已。竊懷二僥倖一。御葬禮畢。奉レ守二山陵一。以二先帝所一レ寵。不レ忍レ致レ法。因爲二造下野國藥師寺別當一。遞二送之一。死以二庶人一葬之。(續日本紀卷三十二)

寺ノ礎石ヲ壞セシタメ祟ノコト。

稱德天皇寶龜元年二月丙辰。破二却西大寺東塔心礎一。其石大方一丈餘。厚九尺。東大寺以東。飯盛山之石也。初以二數千人一引レ之。日去數步。時復或鳴。於レ是。益二人夫一。九日乃至。卽加二削刻一築基已畢。時巫覡之徒。動以二石祟一爲レ言。於レ是。積レ柴燒レ之。灌以二三十餘斛酒一。片片破却。棄二道路一。後月餘日。天皇不悆。卜レ之破石爲レ祟。卽復拾二置淨地一。不レ令二人馬踐一レ之。今其寺内東南隅數十片破石是也。(續日本紀卷三十)

勅命ヲ以テ疫神ヲ祭リシコト。

光仁天皇寶龜二年三月壬戌。令三天下諸國祭二疫神一。(續日本紀卷三十一)

暴風雨ハ月讀神ノ祟ナルコト。

光仁天皇寶龜三年八月甲寅(乙酉朔)。異レ常風雨。拔レ樹發レ屋。卜レ之。伊勢月讀神爲レ祟。於レ是。每年九月。准二荒祭神一奉レ馬。又荒御玉命。伊佐奈伎命。伊佐奈美《ナミ》命。入二於官社一。(續日本紀卷三十二)

皇后ガ巫蠱ノ罪ニヨリテ廢セラレシコト。

光仁天皇寶龜三年十月三月癸未。皇后井上内親王坐二巫蠱一廢。四年十月辛酉。初井上内親王坐二巫蠱一廢。後復厭二魅難波内親王一。是日。詔幽二内親王及他戸《ヒチサマ》王子大和ノ國宇智郡沒官之宅一。(續日本紀卷三十二)

疫病ヲ禳ヒ祭リシコト。

光仁天皇寶龜五年二月壬申(庚午朔)。一七日讀二經於天下諸國一。禳二疫氣一也。

光仁天皇寶龜六年八月癸未。是日。祭二疫神於五畿内一。(續日本紀卷三十三)

同寶龜九年三月癸酉。於二畿内諸界一祭二疫神一。(續日本紀卷三十五)

每夜瓦石ノ降リシコト。

光仁天皇寶龜七年九月。每夜。瓦石及塊自落二内豎曹司及京中往往屋上一。明而視レ之。其物見

在。經二二十餘日一乃止。(續日本紀卷三十四)

宮中ニ妖恠アルニヨリ大祓讀經ヲナセシコト。

光仁天皇寶龜八年三月辛未。大祓。爲三宮中頻有二妖恠一也。○癸酉。屈二僧六百口。沙彌一百口一。轉二讀大般若經於宮中一。(續日本紀卷三十四)

武器庫自鳴等ノ怪キコト。

光仁天皇寶龜十一年冬十月癸巳(辛卯朔)。在兵庫鼓鳴。後聞二箭動聲一。其響達二內兵庫一。

光仁天皇天應元年三月乙酉。美作國言。今月十二日未三點。苫田郡兵庫鳴動。又四點鳴動如レ先。其響如二雷電之漸動一。

同年夏四月己丑朔。左右兵庫兵器自鳴。其聲如下以二大石一投上レ地也。

光仁天皇天應元年三月乙酉、伊勢國言。今月十六日午時。鈴鹿關西中城門大鼓。自鳴三聲。○五月甲戌。伊勢國言。鈴鹿關城門。竝守屋四間始二十四日一至二十五日一。自響不レ止。其聲如二以レ木衝一レ之。(續日本紀卷三十六)

桓武三方王等ガ天皇ヲ厭魅セシコト。

桓武天皇延曆元年三月戊申。從四位下三方ノ王・正五位下山ノ上ノ朝臣船主・正五位上弓削女王等三人。坐二同謀厭一レ魅乘輿一。詔減二死一等一。三方・弓削竝配二日向國一。船主配二隱岐國一。自餘與黨亦據法處レ之。(續日本紀卷三十七)

桓武天皇ガ雨ヲ祈リ驗アリシコト。

桓武天皇延曆七年四月癸巳。自二去冬一不レ雨。既經二五箇月一。灌漑已竭。公私望斷。是日早朝。天皇沐浴。出レ庭親祈焉。有レ頃。天闇雲合。雨降滂沱。群臣莫レ不三舞踏稱二萬歲一。因賜二五位以上御衾及衣一。咸以爲二聖德至誠。祈請所一レ感焉。(續日本紀卷三十九)

二十九、日本後紀

人ノ禍福ヲ妄說セシ婦人ノコト
桓武天皇延曆十五年七月辛亥。生江臣家道女遞二送於本國一。家道女越前國足羽郡人。常於二市鄽一。妄說二罪福一。眩二惑百姓一。世號曰二越優婆夷一。(日本後紀卷五)

和氣淸麿ガ夢ト神ノ詫宣ノコト
桓武天皇延曆十八年二月甲午。此時僧道鏡得二幸於天皇一。出入警蹕。一擬二乘輿一。號曰法王。大宰主神習宜阿蘇麻呂媚事道鏡。矯八幡神敎言。令道鏡卽帝位。天下太平。道鏡聞之。情喜自負。天皇召清麻呂於牀下。曰。夢有人來。稱八幡神使云。爲奏事請尼法均。朕答曰。法均軟弱難堪遠路。其代遣清麻呂。汝宜早參聽神之敎。道鏡復喚清麻呂。募以大臣之位。先是路眞人豐永爲道鏡之師。語清麻呂云。道鏡若登天位。吾以何面目可爲其臣。吾與二三子共爲今日之夷伯耳。清麻呂深然其言。常懷致命之志。往詣神宮。神託宣云云。清麻呂祈曰。今大神所敎。是國家之大事也。託宣難信。願示神異。神卽忽然現形。其長三丈許。色如滿月。清麻呂消魂失度。不能仰見。於是神託宣。我國家君臣分定。而道鏡悖逆無道。輙望神器。是以神靈震怒。不聽其祈。汝歸如吾言奏之。天之日嗣必續皇緒。汝勿懼道鏡之怨。吾必相濟。清麻呂歸來。奏如神敎。天皇不忍誅。爲因幡員外介。尋改姓名。爲別部穢麻呂。流于大隅國。尼法均還俗。爲別部狹虫。流于備後國。道鏡又追將殺清麻呂於道。雷雨晦暝。未卽行。俄而勅使來。僅得免。于時參議右大辨藤原朝臣百川愍其忠烈。便割備後國封鄕廿戶。送充於配處。寶龜元年聖帝(光仁)踐祚。有勅入京。賜姓和氣朝臣。復本位名。(日本後紀卷八)

八幡神ノ使トシテ猪三百頭許弟清麻呂ヲ來迎スルコト。

桓武天皇延暦十八年二月甲午。弟清麻呂脚痿不能起立。爲拜八幡神。輿病卽路。及至豐前國宇佐郡楉田村。有野猪三百許。挾路而列。徐步前駈十許里。走入山中。見人共異之。拜社之日。始得起步。神託宣賜神封綿八萬餘屯。卽領給宮司以下國中百姓。始駕輿而往。後馳馬而還。累路見人。莫不歎異。(日本後紀卷八)

女神ノ靈驗トシ火光ヲ揭ケテ難船ヲ救ヒシコト。

桓武天皇延暦十八年五月丙辰。前遣渤海使外從五位下內藏宿禰賀茂麻呂等言。歸鄕之日。海中夜暗。東西掣曳。不識所着。于時遠有火光。尋逐其光。忽到島濱。訪之是隱岐國智夫郡。其處無有人居。或云。比奈麻治比賣神常有靈驗。商賈之輩。漂宕海中。必揚火光。賴之得全者。不可勝數。神之祐助。良可喜報。伏望奉預幣例。許之。(日本後紀卷八)

善謝法師ガ死後ニ極樂ニ生レシコト。

桓武天皇延暦廿三年五月辛卯。傳燈大法師位善謝卒。法師。俗姓不破勝。美濃國不破郡人也。初就同寺理教大德。稟學法相。道業日進。尤善倶濟。遂乃超□三學。通達六宗。滋此智牙。決彼疑網。延暦五年。彌照天皇(桓武)擢任律師。榮華非好。辭職閑居。凡厥行業。必於菩提。一生期盡。終於梵福山中。遂生極樂。入同法夢。時年八十一。(日本後紀卷十二)

桓武帝崩御ノ前兆ノコト

桓武天皇延暦廿三年八月壬子。暴雨大風。中院西樓倒。打死牛。又墮壞神泉苑左右閣。京中廬舍。諸國多蒙其害。天皇生年在丑。歎曰。朕不利歟。未幾不豫。遂弃天下。(日本後紀卷十二)

崇道天皇ノ病ト祟ト其鎭護ノコト

桓武天皇延暦廿四年正月甲申。奉爲崇道天皇。建寺於淡路國。(日本後紀卷十二)

桓武天皇延暦廿四年四月甲辰。令諸國。奉爲崇道天皇建小倉。納正税卅束。並預國忌及奉幣之列。謝怨靈也。(日本後紀卷十二)

桓武天皇延暦廿四年十月庚申。奉爲崇道天皇寫一切經。其書生隨功敍位及得度。癸亥。於前殿讀經三日。(日本後紀卷十三)

石上神宮ノ祟ニヨリテ桓武天皇罹病ノコト(神鏑ノ聲女王ノ言)

桓武天皇延暦廿四年二月丙午。令僧一百五十人。於宮中及春宮坊等。讀大般若經。造一小倉於靈安寺。納稻卅束。又別收調綿百五十斤。庸綿百五十斤。慰神靈之怨魂也。庚戌。造石上神宮使正五位下石川朝臣吉備人等。支度功程。申上單功一十五萬七千餘人。太政官奏之。勅曰。此神宮所以異於他社者何。或臣奏云。多收兵仗故也。勅。有何因縁所收之兵器。奏答云。昔來天皇御其神宮。便所宿收也。去都差遠。可愼非常。伏請卜食而運遷。是時文章生從八位上布留宿禰高庭。即修解申官云。得神戸百姓等欵偁。比來大神。頻放鳴鏑。村邑咸恠。不知何祥者。未經幾時。運遷神寶。望請奏聞此狀。蒙從停止。官即執奏。被報宣偁。卜筮吉合。不可妨言。所司咸來。監運神寶。收山城國葛野郡訖。無故倉仆。更收兵庫。既而聖體不豫。典闈建部千繼。被充春日祭使。聞平城松井坊有新神。託女巫。便過請問。女巫云。今所問不是凡人之事。宜聞其主。不然者。不告所問。仍述聖體不豫之狀。即託語云。歷代御宇天皇。以慇懃之志。所送納之神寶也。今踐穢吾庭。運收不當。所以唱天下諸神。

勒レ諱贈二天帝一耳。登時入レ京密奏。卽詔二神祇官竝所司等一。立二一幄於神宮一。御飯盛二銀笥一。副二御衣一襲一。竝納二御輦一。差二典闈千繼一充レ使。召二彼女巫一。令レ鎭二御魂一。女巫通宵忿怒。託語如レ前。遲明乃和解。有レ勅。准二御年數一。屈二宿德僧六十九人一。令レ讀二經於石上神社一。詔曰。天皇御命爾坐。石上乃大神爾申給波久。大神乃宮爾收有志器仗乎。京都遠久成爾奴流依弖。近處爾全治牟止爲弖奈母。去年此爾運收有流。然爾比來之間。御體如レ常不二御坐一有爾。大御夢爾覺志坐爾依弖。大神乃願坐之任爾。本社爾返收之弖。牙驚久。无咎久。平久。安久可二御坐一止奈母念志食。是以鍛冶司正從五位下作良王・神祇大副從五位下大中臣朝臣全盛・典侍正五位上葛井宿禰廣岐等乎差使弖。禮代乃幣帛。竝鏡令レ持弖。申出給御命乎。申給止申。辭別弖申給久。神那我良母皇御孫乃御命乎。堅磐爾。常磐爾。護奉幸閇。奉給止閇稱辭定奉止久申レ。遣二典藥頭從五位上中臣朝臣道成等一。返二納石上神社兵仗一。(日本後紀卷十二)

加茂神祟ニヨリ諸山炎燒ノコト。

桓武天皇大同元年三月丁亥。是日。日赤無レ光。大井・比叡・小野・栗栖等山共燒。煙灰四滿。京中晝昏。上以爲所レ定山陵地。近二賀茂神一。疑是神社致二災火一乎。卽決二卜筮一。果有二其祟一。上曰。初卜二山陵一。筮從龜不レ從也。今灾異頻來可レ不レ愼歟。卽自禱祈。火灾立滅。(日本後紀卷十三)

怪異ヲ語リ妖言ヲナシ託宣ヲ稱フルモノヲ禁罰セシコト。

嵯峨天皇弘仁三年九月辛巳。勅。怪異之事。聖人不レ語。妖言之罪。法制非レ輕。而諸國信二民狂言一。言上寔繁。或言及二國家一。或妄陳二禍福一。敗レ法亂レ紀。莫レ甚二於斯一。自今以後。有下百姓輙稱二託宣一者上。不レ論二男女一。隨レ事科決。但有二神宣灼然一。其驗尤著一者。國司檢察。定レ實言上。(日本後紀卷二十二)

三十、續日本後紀

仁明天皇ノ皇太子ガ九歲ニシテ老成人ノ如キコト。

仁明天皇天長十年三月乙巳。天皇御二紫宸殿一。皇太子始朝覲。拜舞昇レ殿。東宮釆女羞レ饌。未レ及レ下箸。勅賜二御衣一。受レ之拜舞。早退。以下當日須上レ拜二謁兩太上天皇一也。于レ時皇太子春秋九齡矣。而其容儀禮數。如二老成人一。賜二學士及坊官進以上竝乳母衣被一。各有レ差。又以二商布五千段一。賜二見參五位以上一各有レ差。皇太子及坊官亦預焉。(續日本後紀卷一)

讀經ニヨリ疫病ヲ攘ヒシコト。

仁明天皇天長十年三月丁未。延二百口僧於大極殿。轉讀大般若經。以祈年穀兼攘疫氣也。普造天下。禁斷殺生。限以三箇日。（續日本後紀卷二）

慶雲ガ現ハレシトテ賀祝ノコト。

仁明天皇承和元年正月丁卯。先是。太宰府上言。慶雲見於筑前國。至是。太政官左大臣正二位臣藤原朝臣緒嗣・右大臣從二位兼行左近衛大將臣淸原眞人夏野・從二位行大納言兼皇太子傅臣藤原朝臣三守・正三位行中納言兼兵部卿臣源朝臣常・正三位行權中納言臣藤原朝臣吉野・中納言從三位兼行民部卿臣藤原朝臣愛發・參議從三位行治部卿兼美作守臣源朝臣定・參議右近衛大將從三位臣橘朝臣氏公・參議正四位下兼行相摸守臣三原朝臣春上・參議從四位上行式部大輔勳六等臣朝野宿禰鹿取・參議左大辨從四位上兼行左近衛中將春宮大夫武藏守臣文室朝臣秋津・參議從四位上兼行下野守臣藤原朝臣常嗣等上奏言。　臣聞。　泰以應而爲象。咸以感而成卦。明聖人在上。鬼神不能違其感。至德傍通。天地有以從其應。伏惟皇帝陛下。承累聖之皇基。纂重光之寶祚。握鏡揚蕤。燭貞輝於就日。懷珠韜慶。寥景曜於望雲。道冠二儀。歸功先德。化孚四表。推美神宗。伏見太宰大貳從四位下藤原朝臣廣敏等奏偁。慶雲見於筑前國那珂郡。玄黃蕭索之光。丹紫輪囷之采。豈上唐帝沉璧氣合於金方。姫後望河形摸於車蓋而已哉。臣等謹檢。孫氏瑞應圖曰。慶雲太平之應。札斗威儀曰。政和平則慶雲至。孝經援神契曰。天子孝。亦德至山陵。景雲出。夫自非仁霑幽顯。德配乾坤。亦何上符烟熅。呈茲靈祉。臣等時屬休明。恩叨簪紱。預聞嘉氣。非常洗心。蓋韶夏發曲。而不嗟至美者。誠非賞音之客也。靈符舒彩。而不稱神功者。恐非叶贊之臣也。無任抃躍鳧藻之至。謹詣闕奉表陳賀。（續日本後紀卷三）

仁明天皇承和二年十二月辛未朔。天皇御紫宸殿。賜群臣酒。先是。右大臣淸原眞人夏野。在楓里第。見五彩慶雲。是日。以其圖畫竝相共見人姓名奏覽。且效慶賀之誠。左右近衛府遞奏音樂。既而賜見參親王以下五位已上祿。各有差。（續日本後紀卷四）

天狐ガ空ヲ翔リシコト。

仁明天皇承和元年二月辛未。是夕。當于禁中之上。有飛鳴者。其聲似世俗所謂海鳥鴨女者一。其類數百群。或言非二海鳥一。是天狐也。宿衛人等。仰レ天窺望。夜色冥朦唯聞二其聲一。不レ辨二其貌一焉。（續日本後紀卷三）

讀經シテ災氣ヲ攘ヒシコト。

仁明天皇承和元年四月丙午。疫癘頗發。疾苦稍多。仍令下京城諸寺。爲二天神地祇一。轉二讀大般若經一部。金剛般若經十萬卷一。以攘中災氣上也。（續日本後紀卷三）

承和三年八月辛酉。延二五十口禪僧於八省院一。轉二讀大般若經一。以禦二疫氣一。諸司酣食。（續日本後紀卷五）

僧護命ガ往生ノ瑞相ノコト。

仁明天皇承和元年九月戊午。僧正傳灯大法師位護命卒。法師倍姓秦氏。美濃國各務郡人。年七十四。屏二居右京山田寺一。喫レ飯口中得二佛舍利一粒一。復在二普光寺一。講二唯識論疏一。時於二頂上一亦得二一粒一。瑞異頻彰。使二人驚感一。天長四年特任二僧正一。年八十五。終二于元興寺少塔院一。未レ及二氣絕一時。同寺僧善守欲レ致二問說一。自二石上寺一尋向レ此。到二少塔院一。忽聞三微細音聲髣二髴院裏一。可レ謂淨刹所レ迎天人之樂也。（續日本後紀卷三）

甘南備高直ガ母ノ死ヲ悲ミ遂ニ死セシコト。

仁明天皇承和三年四月丙戌。散位從四位下甘南備眞人高直卒。仁明天皇踐祚之初。敍二正五位上一。尋授二從四位一。明年居二親母喪一。殆至レ滅レ性。不レ幾而卒。年六十二。（續日本後紀卷五）

伴直家主ガ至孝ノコト。
母ノ歿後口味ヲ絕チシコト。

仁明天皇承和三年十二年辛丑。安房國言。安房郡人伴直家主。立性肅默。常守二孝道一。父母沒後。口絕二滋味一。建レ廟設レ像。四時供養。事レ死如レ生。未三嘗懈倦一。量二其因心一。可レ謂二孝子一。勅宜下敍二三階一。終レ身免二戶田租一。旌中門閭上。（續日本後紀卷五）

神ノ靈驗ニヨリ昇格ノコト。

仁明天皇承和四年三月戊子。常陸國新治郡佐志能神。眞壁郡大國玉神。並預二官社一。以三此之中特有二靈驗一也。（續日本後紀卷六）

玉造ノ溫泉ノ神ガ神異奇恠ノコト。

仁明天皇承和四年四月戊申。陸奥國言。玉造塞溫泉石神雷響振。晝夜不レ止。溫泉流レ河。其色如レ漿。加以山燒谷塞。石崩折レ木。更作二新沼一。沸聲如レ雷。如レ此奇恠。不レ可二勝計一。仍仰二國司一。鎭二謝災異一。敎二誘夷狄一。（續日本後紀卷六）

內裏に物怪アリシコト。

仁明天皇承和四年秋七月甲子丁戊朔。延二十五口僧於常寧殿一。晝則讀經。夜便悔過。以三內裏有二物

恠也。(續日本後紀卷六)

承和六年七月甲申。延僧六十口於紫宸殿。常寧殿。令轉讀大般若經。以禁中有物恠也。(續日本後紀卷八)

承和七年六月巳酉。物恠見于內裏。柏原山陵(桓武)爲崇。遣中納言正三位藤原朝臣愛發等於山陵祈禱焉。(續日本後紀卷九)

承和五年秋七月丙寅丙辰朔。令僧沙彌各七口。讀經於柏原山陵。以有物恠也。(續日本後紀卷七)

承和十二年三月壬子。請名僧百口。限以五箇日。於紫宸清涼常寧等殿。及眞言院。轉讀大般若經。兼修陀羅尼法。以有物恠也。(續日本後紀卷十五)

豐前ノ三社ガ靈驗ノコト(水旱疾疫ニ)。

仁明天皇承和四年十二月庚子。太宰府言。管豐前國田河郡香春岑神辛國息長大姬大目命・忍骨命・豐比咩命・惣是三社。元來是石山而土木惣無。至延曆年中。遣唐使請益僧最澄。躬到此山祈云。願緣神力。平得渡海。卽於山下。爲神造寺讀經。爾來草木蓊鬱。神驗如在。每有水旱疾疫之災。郡司百姓就之祈禱。必蒙感應。年登人壽異於他郡。望預官社。以表崇祠。許之。(續日本後紀卷六)

疫病ヲ避ケンガ爲メニ衆人ニ寫經セシムルコト。

仁明天皇承和五年十一月乙卯朔辛酉。勅。廼者妖祥屢見。氣祲不息。思民與歲。忘寢與食。其令黎庶無疾疫之憂。農功有豐稔之喜。不如般若妙經之力。大乘不二之德。普告京畿七道。令書寫供養般若心經。仍須國郡司竝百姓。人別俾出一文錢。若一合米。郡別於一定額寺若郡館。收置之。國司講師惣加檢校。所出之物。分爲二分。一分宛寫經料。一分宛供養料。其米來年二月十五日各於本處屈請精進練行堪演說者。開設法筵。受持供養。當會前後竝三个日內。禁斷殺生。公家所捨之物。每一會處。以正稅稻一百束宛之。庶使普天之下旁薰勝業。率土之民共登仁壽。(續日本後紀卷七)

出羽ノ大物忌ノ神ガ神助竝ビニ神戰ノコト。

仁明天皇承和七年七月巳亥。奉授出羽國飽海郡正五位下勳五等大物忌神從四位下。餘如故。兼宛神封二戶。詔曰。天皇我詔旨爾坐。大物忌大神爾申賜波久。頃皇朝爾緣有物恠。天卜詢爾。大神爲崇賜倍利。加以遣唐使第二船人等廻來申久。去年八月爾南賊境爾漂落氐相戰時。彼衆我寡氐力甚不敵奈利。儻而克敵留波似有神助止申。今依此事氏膽量爾。去年出羽國言上太。太神乃於雲裏氏十日間作戰聲後爾。兵石零利止申之世利月日。與彼南海戰間正是符契世利。大神乃威稜令遠被太留事乎且奉驚異。且奉歡喜。故以從四位爵乎奉授。兩戸之封奉宛良久乎申賜波久申。（續日本後紀卷九）

伊豆ニ新島湧出ノ神驗アリシコト。

仁明天皇承和七年九月乙未。伊豆國言。賀茂郡有造作島。本名上津島。此島坐阿波神。是三島大社本后也。又坐物忌奈乃命。卽前社御子神也。新作宮四院石室二間屋二間闇室十三基。上津島本體草木繁茂。東南北方巖峻嶒崒。人船不到。纔兩面有泊宿之濱。今咸燒崩。與海共成陸地。並沙濱二千許町。其島東北角有新造神院。其中有壟。高五百許丈。基周八百許丈。其形如伏鉢。東方片岸有階四重。青黃赤白色沙次第敷之。其上有一閣室。高四許丈。次南海邊有二石室。各長十許丈。廣四許丈。高三許丈。其裏五色稜石屛風立之。巖壁伐波。山川飛雲。其形微妙難名。其前懸夾纈軟障。卽有美麗濱。以五色沙成。修次南傍有一礒。如立屛風。其色三分之二悉金色矣。眩曜之狀不可敢記。亦東南角有新造院。周垣二重以壟築固。各高一許丈。廣一許丈。南面有二門。其中央有一壟。周六百許丈。其上階東有屋一基。瓷玉瓦形葺造之。長十許丈。廣四許丈。高六許丈。其壁以白石立固。則南面有一戸。其西方有一屋。以黑瓦葺作之。其壁塗赤土。東面有一戸。院裏礫砂皆悉金色。又西北角有新作院。周垣未究作。其中有二壟。基周各八百許丈。高六百許丈。其體如瓮伏。南片岸有階二重。以白沙敷之。其頂平麗也。從北角至于未申角。長十二許里。廣五許里。皆悉成沙濱。從戌亥角至于丑寅角。長八許里。廣五許里。同成沙濱。此二院元是大海。又山岑有一院一門。其頂有如人坐形石。高十許丈。右手把劍。左手持桙。其後有侍者。跪瞻貴主。其邊嵯峨不可通達。自餘雜物。燎燄未止。不能具注。去承和五年七月五日夜出火。上津島左右海中燒炎如野火。十二童子相接取炬。下海附火。諸童子履潮如地。入地如水。震上大石。以火燒摧。炎煬達天。其狀朦朧。所々燄飛。其間經旬。雨灰滿部。仍召集諸祝刀禰等。卜求其祟云。阿波神者。三島大社本后。五子相生。而後后授賜冠位。我本后未預其色。因茲我殊示恠異。將預冠位。若禰宜祝等不申此祟者。出麁火將亡禰宜等。國郡司不勞者。將亡國郡司。若成我所欲者。天下國郡平安。令産業豐

登。今年七月十二日眇望ニ彼雲島ニ。烟覆ニ四面ニ。都不レ見レ狀。漸比ニ戻近ニ。雲霧霽朗。神作院岳等之類。露見ニ其貌ニ。斯乃神明之所レ感也。（續日本後紀卷九）

孝子ガ父ノ死ヲ悲ミ累年ニ亙ルコト

仁明天皇承和八年三月癸酉。右京人孝子衣縫造金繼女。居ニ住河內國志紀郡ニ。年十二歲。始失ニ親父ニ。泣血過レ人。服闋之後。親母許レ嫁。而竊出ニ住於父墓ニ。旦夕哀慟。母不ニ復謂ニ嫁事ニ。其後還來定省。每ニ父忌日ニ。齋食讀レ經。累レ年不レ息。至ニ冬節ニ則母子買ニ雜材ニ。惠賀河構ニ借橋ニ。惣十五ケ年。母年八十而死。哀聲不レ絕。常守ニ墳墓ニ。深信ニ佛法ニ。焚レ香送レ終。勅敍ニ三階ニ。終レ身免ニ戸內租ニ。旌ニ表門閭ニ。令ニ衆庶知ニ。（續日本後紀卷十）

物怪アルニヨリ諸山陵ニ祈禱ノコト

仁明天皇承和八年五月壬申。詔曰。天皇我詔旨爾坐。掛畏支神功皇后乃御陵爾申賜ヘ止申久。頃者在ニ肥後國阿蘇郡ニ神靈池無レ故涸減卅丈。又伊豆國爾有ニ地震之變ニ。乍驚問求禮波。旱疫之災及兵事可レ有止卜申。自レ此之外爾毛物恠亦多。依レ此左右爾念行爾。掛畏支神功皇后乃護賜比助賜牟爾依天。無レ事久可レ有止思食天。參議大和守從四位下正躬王乎差使氏奉レ出狀乎聞食天。天皇朝廷乎。無レ動久大坐米。國家乎平遣久護賜比助賜倍止。恐美恐三毛申賜久止申須。是日。遣ニ宣命使於山科（天智）柏原（桓武）兩山陵ニ。賽崇焉。（續日本後紀卷十）

物怪アルニヨリ伊勢神宮ニ祈禱ノコト

仁明天皇承和八年六月辛酉。詔曰。天皇我詔旨止。掛畏支伊勢度會乃五十鈴之川上爾坐大神乃廣前爾申賜ヘ止申久。先爾肥後國阿蘇郡爾。在流神靈池常與利涸竭卅丈。又伊豆國爾有ニ地震之變ニ。是乎卜求禮波。旱疫及兵事可レ有止卜申。自レ此之外爾母物恠亦多。依レ此天左右爾念行爾。掛畏支大神乃護賜比矜賜牟爾依天。無レ事天可レ有止思食天。令レ擇ニ吉日良辰ニ氏。大監物從五位下島江王。中臣民部大丞正六位上大中臣朝臣楹雄等乎差使天。禮代乃大幣乎令ニ捧持天奉レ出。此狀乎聞食氏。國家乎平介久有志女。天皇朝廷乎寶位無レ動天。護賜止恐美恐美毛申賜久止申。又遣ニ使於賀茂御祖社ニ。祈申亦同焉。（續日本後紀卷十）

山陵ノ祟ニヨリテ天皇病ニ罹リ勅使ヲ立テ、罪ヲ謝セシコト

仁明天皇承和八年十月乙未。詔曰。天皇我詔旨止。掛畏支柏原乃御陵爾申賜倍止申久。頃者御病發天惱苦比大坐。依レ此天卜求禮波。掛畏支御陵乃木伐並犯レ穢流祟有利。讀レ經奉レ仕波

無レ咎久可レ咎久可レ有止卜申。乍驚恐畏流狀乎。差二使參議從四位大和守正躬王。右近衞中將從四位上藤原朝臣助等一天。奉レ出卜申我止久已讀經毛令二奉仕一。又巡見檢天犯狀乃隨爾。山陵守等乎波勘賜牟。此狀乎平久聞食天。護賜比矜賜牟爾依天。所レ苦平痊天。國家無レ事久可レ有止。恐美恐美毛申賜久止申。（續日本後紀卷十）

伴友足ガ死期ヲ豫知セシコト。

仁明天皇承和十年正月庚辰。散位從四位上伴宿禰友足卒。（中略）年六十六卒。自知二屬纊之期一。沐浴束帶。無レ病而終。有識異レ之。僉曰。生處可レ識之人也。（續日本後紀卷十三）

疫癘ニヨリ讀經セシコト。

仁明天皇承和十年正月丁酉。勅。如聞。疫癘間發。夭死者多。加之。狂花發分示二不祥一。宜下始レ自二來二月一迄二于九月一。每二八日一令上十五大寺。及七道諸國國分二寺。幷定額寺。名神等寺。講二仁王般若經一。（續日本後紀卷十三）

文屋秋津ガ驍勇ナルモ飮酒少量後泣癖アリシコト。

仁明天皇承和十年三月丙辰。出雲權守正四位下文室朝臣秋津卒。大納言正二位智努王之孫。從四位下勳三等大原之第四子也。弘仁七年敍二從五位下一。明年除二甲斐守一。後任二武藏介一。天長之初。補二右兵衞權佐一。二年加二正五位下一。遷二左近衞中將一。八月敍二四位一。六年拜二參議一。七年兼二右大辨一。九年兼二武藏守一。遷二左大辨一。十年兼二春宮大夫一。承和元年上レ表。乞レ停二左大辨左近衞中將等職一。勅停二左大辨一。二年遷二右近衞中將一。七月任二右衞門督一。監二察非違一。冣是其人也。亦論二武藝一。足レ稱二驍將一。但在二飮酒席一。似レ非二丈夫一。每二至二酒三四杯一。必有二醉泣之癖一故也。九年秋七月。連二坐伴健岑等謀反之事一。左二降出雲員外守一。遂終二于配處一。時年五十七。（續日本後紀卷十三）

山陵ニ怪鳴アリシニヨリ謝使ヲ出セシコト。

仁明天皇承和十年夏四月己未朔。楯列陵守等言。去月十八日。食時。山陵鳴二度。其聲如レ雷。卽亦氣如二飄風一。指レ離飛去。申時亦鳴。其氣如レ初。指レ兌飛亙。遣下二參議正躬王一加中檢察上。伐二陵木一七十七株。至二楯木等不レ可二勝計一。便卽勘二當陵守長百濟春繼一上奏矣。（續日本後紀卷十三）

仁明天皇承和十年四月己卯。使下二參議從四位上藤原朝臣助。掃部頭從五位下坂上大宿禰正野等一。奉上レ謝二楯列北南二山陵一。依二去三月十八日有二奇異一。搜二檢圖錄一。有二二楯列山陵一。北則神功皇后之陵（倭名大足姬命天皇）。南則成務天皇之陵（倭名稚足彦天皇）。世人相傳。以南陵爲神功皇后之陵。偏依是口傳。毎有神功皇后之祟。空謝成務天皇陵。先年縁神皇后之功祟。所作弓劍之類、誤進於成務天皇陵。今日改奉神功皇后陵。（續日本後紀卷十三）

藤原緒嗣ガ變質先談者ヲ偏信スルコト。

仁明天皇承和十年七月庚戌。緒嗣朝臣。曉達政術。臥治王室。國之利害。知無不奏。但有兩人說一事。其一人先所談是漫語也。一人後所道乃眞實也。而確信先談。不容後說。有茲偏執。爲人所刺。薨時年七十。（續日本後紀卷十三）

伴氏ノ妻ガ夫ノ死後哀傷過度ノコト。

仁明天皇承和十一年五月丙申。甲斐國言。山梨郡人伴直富成女。年十五。嫁郷人三枝直平麻呂。生一男一女。而承和四年平麻告死去也。厥後守節不改。年己四十四。而攀號不止。恒事齋食。敬於靈床。宛如存日。量彼操履。堪爲節婦者。勅。宜終身免其戸田租。即標門閭。以旌節行。（續日本後紀卷十四）

賀茂ノ神ニ汚穢ノ祟アルコト。

仁明天皇承和十一年十一月〇壬子。鴨上下大神禰宜外從五位下賀茂縣主廣友等欵云。所謂鴨川。從二神社指南流出。而王臣家人及百姓等。取鹿宍於北山。便洗水上。其末流來觸神社。因茲汚穢之祟。屢出御卜。雖加禁制。不曾順愼者。勅。宜仰當國。迄于河源。嚴加禁斷。若違犯者。禁其身。申送國郡司。竝禰宜祝等許容之者。必處科。（續日本後紀卷十四）

武藏國ノ寺塔ガ神火ニテ燒失ノコト。

仁明天皇承和十四年三月己巳。武藏國言。國分寺七層塔一基。以去承和二年爲神火所燒。于今未構立也。前男衾郡大領外從八位上壬生吉志福正之奉爲聖朝欲造彼塔。望請。言上殊蒙處分者。依請許之。（續日本後紀卷十五）

神社及ビ道路鬼ガ祟ヲナシ害蟲多ク牛死シ人病ミシコト。

仁明天皇承和十四年五月乙卯。山城國言。綴喜相樂兩郡境內。始自去三月上旬。蝱蟲殊多。身赤首黑。大如蜜蜂。好咬牛馬。咬處即腫。相樂郡牛斃盡無餘。綴喜郡病死相尋。郡司百姓求之龜筮。就于佛神。隨分祓攘。曾無止息。移染之氣。于今比行者。令卜其由。綴喜郡樺井社及道路鬼更爲祟。即遣使祈謝之。兼賜治牛疫方竝祭料物。（續日本後紀卷十五）

筑紫ノ奇巫ガ雄略天皇ノ重病ヲ治セシコト。

仁明天皇承和十四年七月巳未。右京人中務少錄正五位下巫部宿禰公成・大和國山邊郡人散位從六位下巫部宿禰諸成・和泉國大鳥郡人正六位上巫部連繼麻呂・從七位下巫部連繼足・白丁巫部連吉繼等。賜姓當世宿禰。公成者。神饒速日命苗裔也。昔屬大長谷稚武天皇(雄略)時。公成始祖眞椋大連奏迎筑紫之奇巫。奉救御病之膏肓。天皇寵之。賜姓巫部。後世疑謂巫覡之種。故今申改之。(續日本後紀卷十五)

松尾ノ神ノ祟アリテ謝使ヲ立テシコト。

仁明天皇承和十四年六月甲寅。霖雨止息。先是。左相撲司伐葛野郡郡家前槻樹作大鼓。有祟。由是。奉幣及鼓於松尾大神以祈謝。(用鼓牛皮十二張。一面六張。)(續日本後紀卷十七)

霖雨ニツキ神ニ祈ルコト。

仁明天皇承和十五年六月巳丑。奉幣雨師神社。以祈止霖雨。(續日本後紀卷十八)

白龜ノ瑞祥ノコト。

仁明天皇承和十五年六月庚寅。是日。左大臣從二位兼行左近衛大將皇太子傅臣源朝臣常・正三位守右大臣兼行右近衛大將臣藤原朝臣良房・大納言正三位臣源朝臣信・中納言從三位臣源朝臣弘・中納言從三位兼行民部卿春宮大夫臣安倍朝臣安仁・參議從三位行中務卿兼尾張守臣源朝臣定・班大和國田使長官參議從四位上式部大輔臣滋野朝臣貞主・班攝津國田使長官參議從四位上行左兵衛督兼彈正大弼下野守臣藤原朝臣助・參議從四位上行左衛門督臣藤原朝臣長良・參議從四位上行右衛門督橘朝臣岑繼・班山城國田使長官參議從四位下守左大辨兼勘解由長官行信濃守臣小野朝臣篁・參議左近衛中將從四位下臣藤原朝臣良相・班河内和泉國田使長官參議從四位下守右大辨臣伴宿禰善男等上表言。臣聞。潛化非理。物至則形。玄感雖昧。在幽必顯。德之所極。靈祇不能祕其福。道之所格。川岳無愛其寶。故盛水衡符之瑞。跡昇軒壇。嬀淵負圖之祥。光浮堯渚。伏惟皇帝陛下。德冠神表。道軼帝光。握金鏡而照臨。惣環瀛而富有。惇睦辨章之意。昃食競懷。寧人濟俗之心。夕惕興慮。乘仁愛於萬物。施慈有於群生。寰寓無虞。表裏清謐。伏見太宰大貳從四位上紀朝臣長江等奏偁。所管豐後國大分郡擬少領膳伴公家吉。於同府塞川石上。獲白龜一枚。經千里之荒徼。入九重之宸闈。出自籠匱。放于庭墀。既在眄睞。豈因敷奏。質類凝霜。形同搏雪。天憑異物。而致瑞。欲蟄還出。地假殊形而見符。在涅而不緇。實曠古之嘉貺。希代之偉觀。謹案。禮含文嘉云。外内之制。各得其宜。則山澤出靈龜。

孝經援神契云。王者德澤洽。則神龜來。孝道行。則地龜出。熊氏瑞應圖云。王者不偏不黨。尊用耆老。不失故舊。德澤流洽。則靈龜出。後魏書曰。冀州獻白龜。王者不私人以官。尊耆任舊。無偏無黨之瑞也。陛下帝德王功巍巍。如彼靈符。嘉應之光如此。千歲一至之祥。咨前王之矩。邈古惟新之會。重列聖之規。依據圖諜。實合大瑞。加以。龜生於金。而遊於火。今生得其正。自金方而來輸。遊不愆時。在火候而入貢。未有色將方叶。時與正符。如此之奇也。皆天之氣。食土之毛。莫不魚躍鳥飛抃舞皇極。況臣等叨竊纓冕。忝列台衡。荷恩既深。情異凡百。不任誠慶之至。謹而詣闕。奉表賀聞。(續日本後紀卷十八)

白龜ノ瑞ニヨリ租税ヲ免ジ物ヲ賜ヒシコト。

仁明天皇嘉祥元年六月庚子下詔曰。(中略)大分「之」郡。嘉瑞攸出。令免今年田租。其獻龜人敍正六位上。給物准例。(續日本後紀卷十八)

白龜ノ瑞アルニヨリ諸神社ニ奉幣賽報ノコト。

仁明天皇嘉祥元年七月甲戌。勅曰。頃者太宰府進白龜。撿之圖典。實合大瑞。自非神明靈應之佐。豈獨致希代之貺。宜奠幣五畿內七道諸國天神地祇。賀彼賽報。(續日本後紀卷十八)

山城ノ大辟神ガ祈禱スレバ驗アルコト。

仁明天皇嘉祥二年九月丙寅。奉授山城國葛野郡大辟神從五位下。緣屢有靈驗。所祈必應也。(續日本後紀卷十九)

仁明天皇ノ不豫ニヨリ神佛ニ祈禱加持救恤ノコト

仁明天皇嘉祥三年正月巳亥。此日內宴也。緣聖躬不豫。不御仁壽殿。於清涼殿。垂御簾。覽舞妓。大臣已下。文人已上陪宴。日暮賜祿有差。○辛丑。奉授攝津國豐島郡阿比大神從五位下。○丙午。勅。鎮國家。攘疫癘。佛力賴之。宜令五畿內七道諸國。修灌頂經法。○二月甲寅。御病殊劇。召皇太子及諸大臣於床下。令受遺制。遣四衛府及內豎等。或賚御衣。或賚綿布。分散四方。誦經諸寺。左京馬寮御馬六疋奉鳴上下松尾等名神。放諸鷹犬及籠鳥。唯留鸕鷀。又下知近江國。禁諸殺生。緣梵釋寺修延命法故也。請僧綱十禪師及有驗者於御簾外。令奉加持。以絹十二疋爲續命幡。懸十二大寺刹。左右馬寮各調走馬十疋。候於八省東廊下。○乙卯。御體疲殆。衆僧入於御簾中。繞御床而奉加持。○丙辰。遣使告御病狀於栢原山陵(桓武)。宣命曰。天皇我詔旨止。掛畏支栢原乃御陵尓申賜倍止申久。頃者御病發天惱苦比大坐須。掛畏御陵乃護助賜被无尓依天。之平久御坐倍之止所念行天奈毛。參議左兵衛督從四位上藤原朝臣助。從四位下右馬頭藤原朝臣春津等乎差使天。奉出須。此狀乎開食天。御體乎平安尓。寶祚無動久。護賜比矜賜倍。恐美毛申賜久止申。」是日。大法師眞頂與北山近士觀善。特入御簾中奉加持。觀善誓曰。御病不除。不更起坐。不復飲食。○戊午。分遣內豎。誦經諸寺。各綿一連爲布施。○己未。遣使賑邮京中貧民。○壬戌。以綿七十屯。誦經京邊七箇寺。○甲子。請名僧六十口於紫宸殿。限三箇日。轉讀大般若經。又請天台宗座主前入唐請益傳燈大法師位圓仁。及定心院十禪師等於仁壽殿。令修文殊八字法。○丁卯。讀經竟。有施有差。又施度者各一人。○辛未。以三輪宗少僧都實敏・法相宗大法師明詮・天台宗大法師光定・摠持門大法師圓鏡等爲座主。於清涼殿。限三箇日。講法華經。諸宗大德翹楚者三四人預席。發揚大義。各持矛楯。天皇隔御簾而聽之。○丙子。遣使誦經京城及平城四十九寺。各綿一連爲布施。又以續命幡四十旒。各懸刹柱。限三箇日。修延命之法。又於豐樂院。命眞言宗。修護摩法。○三月癸未。請名僧百口於紫宸殿。限三箇日。轉讀大般若經。○丙戌。百僧歸刼。布施有差。又施度者各一人。遣使誦經兩京及畿內近江丹波等國一百寺。各綿一連爲布施。又圖畫帝釋像百鋪。安置件百箇寺。各以承和錢一千文爲燈料。○戊子。遣使誦經京城七箇寺。○己丑。令大法師道詮等請戒。主上口受永不殺生。復修理破壞寺院。復遣使誦經十三大寺。（續日本後紀卷二十）此日。御體綿綿。事極屬纊。諸名僧等持呪誓願。五輪投地。不暫休息。左右檢非違使獄中人。除盜之外。悉從放免。○乙未。遣固關使。右中將從四位下藤原朝臣氏宗。散位從五位下御春朝臣眞濱爲近江國使。散位從五位下藤原朝臣菅雄爲美濃國使。右衛門權佐從五位下藤原朝臣春岡。散位外從五位下上毛野朝臣綱主爲伊勢國使。正五位下行式部少輔兼備前介藤原朝臣貞守爲左右兵庫使。殊令賚御衣卅餘襲。綿三百屯。馳使誦經諸寺。○丙申。配流人和氣朝臣齊之。讚岐朝臣永直。特聽入京。餘並配近國。豐後權守從五位下登美眞人直名。紀伊守從五位下伴宿禰龍男等。皆從放免。○丁酉。於清涼殿。修七佛藥師法。畫七佛像。懸御簾前。七重輪燈立於庭中。復於紫宸殿南庭。新度十人。先是。有詔。度五百人。（續日本後紀卷二十）

物怪ヲ柏原山陵ノ崇トシ謝罪ノコト。　仁明天皇嘉承三年三月庚寅。鈴印櫃鳴。聲如レ振。膳部八人之履共爲レ鼠嚙。又大命[止]掛畏支柏原乃御陵爾申賜止倍申久。頃間物怪在爾依天。卜求禮波掛畏[岐]御陵爲レ祟賜倍利止申利。因レ茲。恐畏己止无レ[極]波。若久波御陵内爾犯レ穢世留事毛也在止令二巡察一止爲天奈毛。參議從四位上行左兵衞督藤原朝臣助・從四位下行宮内大輔房世王等乎差使天奉レ出須。此狀乎聞食天。御體平安爾寶祚无レ動久。護賜比矜賜止倍。[恐美]恐美毛申賜止久申。○甲午。復奉二宣命一曰。天皇我大命止掛畏岐柏原乃御陵爾申賜止倍申久。頃間御占申爾爲レ祟賜倍留依天使臣乎奉レ出天令二巡察一留。御陵内爾斫レ樹留事在氣利。此乎乍二聞食一恐畏天。萬利御陵司等乎波法隨爾勘賜比。御陵守等乎波替退賜止己訖奴。是以參議從四位上行左兵衞督藤原朝臣助・民部大輔從四位下基兄王等乎差使天申レ謝奉レ出。此狀乎聞食天。天皇朝廷乎御體平安爾。寶祚无レ動久。護賜比矜賜止倍。恐美恐美毛申賜止久申。（續日本後紀卷二十）

三十一、三代實錄抄讀

橘后ガ異貌ノコト。　其父ガ身幹長大ノコト。　文德天皇嘉祥三年五月壬午。太皇太后。姓橘氏。諱嘉智子。父淸友。少而沈厚。涉二獵書記一。身長六尺二寸。眉目如レ畫。擧止甚都。寶龜八年。高麗國遣レ使修レ聘。淸友年在二弱冠一。以二良家子一姿儀魁偉。接二對遣客一。后爲レ人寛和。風容絕異手過二於膝一。髮委二於地一。觀者皆驚。（日本文德天皇實錄卷一）

橘后ガ夢想ノ驗アリシコト。　文德天皇嘉祥三年五月壬午。嵯峨天皇初爲二親王一納二橘后一。寵遇日隆。弘仁之始。拜爲二夫人一。先レ是數日。后夢出レ自二針孔一。立中於左市中上。六年秋七月七日。后亦夢著二佛瓔珞一。居五六日。立爲二皇后一。（日本文德天皇實錄卷一）

禪雲尼ガ豫言ノ適中セシコト。　文德天皇嘉祥三年五月壬午。初法華寺有二苦行尼一。名曰二禪雲一。見二橘后未一レ弁。就把二其臂一云。君後當レ爲二天子及皇后之母一。后竊記レ之。遂生二仁明天皇及淳和天皇ノ太后一。后追二想尼言一。訪二其所在一。尼時既亡。及二仁明天皇不豫甚篤一。后哀戚毀容。遂剃レ髮爲レ尼。求二冥救一也（日本文德天皇實錄卷一）

上仙ト云フ僧ガ鬼神ヲ使役セシコト。　嵯峨天皇ハ上仙ノ再生ニシテ橘后ハ橘嫗ト云フモノ、再生ナルコト。　文德

天皇嘉祥三年五月壬午。昔有二高僧一。名灼然稱爲二聖人一。有二弟子一。名上仙。住二止山頂一。精進練行。過二於灼然一。諸鬼神等。皆隨二頤指一。上仙嘗從容語二所親檀越一云。『我本在二人間一。有下同二天子一之尊上。多受二快樂一。爾時作二是一念一。我當來生得レ作二天子一。我今出家常治二禪病一。雖レ遺二餘習一。氣分猶殘。我如爲二天子一。必以二郡名一爲二名字一。』其年上仙命終。先レ是。郡下橘里有二孤獨姥一。號二橘嫗一。傾二盡家產一。供二養上仙一。上仙化去之後。嫗得二審問一。泣涕橫流云。『吾與二和尙一久爲二檀越一。願在二來生一。俱會二一處一。得二相親近一。』俄而嫗亦命終。其後未レ幾。嵯峨天皇誕生。有二乳母姓神野一。先朝之制。每二皇子生一。以二乳母姓一。爲二之名一焉。故以二神野一爲二天皇諱一。後以二郡名同二天皇諱一。改名二新居一。后時夫人。號二橘夫人一。所謂天皇之前身上仙是也。橘嫗之後身夫人是也。后嘗多造二寶幡及繡文袈裟一。窮二盡妙巧一。左右不レ知二其意一。後遣下沙門慧蕚上泛レ海入唐一。以二繡文袈裟一奉レ施二定聖者僧伽和上康僧等一。以二寶幡及鏡奩之具一。施二入五臺山寺一。(日本文德天皇實錄卷一)

武藏國奈良ノ神ガ火光ヲ放チシコト。 疫病ノ者ヲ癒セシコト。 軍ニ勝タセシコト。

文德天皇ノ嘉祥三年五月。詔。以二武藏國奈良神一列二於官社一。先レ是。彼國奏請『檢二古記一。慶雲二年。此神放レ光如二火燄一。然其後。陸奧夷虜反亂。國發二控絃一。赴二救陸奧軍士一。載二此神靈一。奉以擊レ之。所レ向無レ前。老弱在レ行。免二於死傷一。和銅四年。神社之中。忽有二湧泉一。自然奔出。漑二田六百餘町一。民有二疫癘一。禱而癒。人命所レ繫。不レ可レ不レ崇。』從之。(日本文德天皇實錄卷一)

遠江國角避比古神靈驗ノコト。 近邊ノ湖水ノ口ヲ開閉セシコト。

文德天皇嘉祥三年八月戊申。詔以二遠江國角避比古神一。列二官社一。先レ是。彼國奏言『此神叢社。瞰二臨大湖一。湖水所レ漑。擧士賴レ利。湘有二一口一。開塞無レ常。湖口塞則民被二水害一。湖口開則民致二豐穰一。或開或塞。神實爲レ之。請加二崇典一。爲レ民祈レ利』從之。(日本文德天皇實錄卷二)

常康親王ガ先帝ヲ追慕シテ僧トナリシコト。

文德天皇ノ仁壽元年二月丙寅。无品常康親王落レ髮爲レ僧。親王者。先皇第七子也。母紀氏少而沉敏。風情可レ察。先皇諸子之中特所二鍾愛一。親王追二慕先皇一。悲哽無レ已。遂歸二佛理一。求二冥救一也。(日本文德天皇實錄卷三)

女御貞子ガ先帝ヲ追慕シ悲哀ヲ極メ遂ニ入道セシコト。

文德天皇仁壽元年二月丁卯。正三位藤原朝臣貞子出家爲レ尼。貞子者。先皇之女御。風姿魁麗。言必典禮。宮掖之内。仰其德行。先皇重之。寵數殊絶。雖有内愛。必加外敬。先皇崩後。哀慕追戀。不肯飲食。形容毀削。臥頭之下。每旦有涕泣處。左右見之不堪悲感。遂爲先皇。誓入大乘道。戒行薫備。無有遺類。道俗稱之。(日本文德天皇實錄卷三)

僧導雄ガ夢見シ地ニ寺ヲ建テシコト。　文德天皇仁壽元年六月。己酉。權少僧都傳灯大法師位道雄卒。道雄。俗姓佐伯氏。少而敏悟。智慮過人。師事和尚慈勝。受唯識論。後從和尚長歲。學華嚴及因明。亦從闍梨空海。受眞言敎。承和十四年拜律師。嘉祥三年轉爲權少僧都。會病卒。初道雄有意造寺。未得其他。夢見山城國乙訓郡木上山。形勝稱情。卽尋所夢山。奏上營造。公家頗助工匠之費。有一十院。名海印寺。傳華嚴敎。置年分度者二人。至今不絶。(日本文德天皇實錄卷三)

親子内親王ガ父ノ喪ニ哀傷シテ死ニ至リシコト。　文德天皇仁壽元年九月丁亥。無品親子内親王薨。親王者。仁明天皇之女。母藤原氏。天皇殊憐愛之。天皇崩後。哀慕無休。遂以滅性。時人悲之。(日本文德天皇實錄卷三)

藤原岳守ガ父ノ喪ニ哀傷シテ死ニ瀕セシコト。　文德天皇仁壽元年九月乙未。散位從四位下藤原朝臣岳守卒。岳守者。從四位下三成之長子也。天性寛和。士無賢不肖。傾心引接。少遊大學。涉獵史傳。頗習草隷。天長元年侍於東宮。應對左右。擧止閑雅。太子甚器重之。三年拜内舍人。七年喪父。孝思過禮。幾於毀滅。(日本文德天皇實錄卷三)

堤防ニ神アリテ導クトハ壞ルルコト。妖巫ノ靈ガ竊カニ出テ、人ノ心ヲ噉ムコト。　文德天皇仁壽二年二月壬戌。越前守正五位下藤原朝臣高房卒。參議從四位上藤嗣第三子也。身長六尺。膂力過人。甚有意氣。不拘細忌。弘仁十三年爲右京少進。天長三年爲式部大丞。四年授從五位下。拜美濃介。威惠兼施。屬託不行。發擿姧伏。境無盜賊。安八郡有陂渠。隄防決壞。不得蓄水。高房欲脩隄防。土人傳曰『陂渠有神。不欲遏水。逆之者死。故前代國司廢而不修』。高房曰。『苟利於民。死而不恨』。遂駈民築隄。溉灌流通。民至今稱之。亦席田市有妖巫。其靈轉行暗噉心。一種滋蔓。民被毒害。古來長吏。皆懷恐怖。不敢入其部。高房單騎入部。追捕其類。一時酷罰。由是無復噉心之毒。後歷備後肥後越前

等守㆒。所㆑在有㆑績。疽發㆑背卒。時年五十八。（日本文徳天皇實錄卷四）

火災除ヲ神ニ請ヒシコト。

文徳天皇仁壽三年四月庚午。遣㆓侍從從五位上島江王神祇大副兼內藏頭從五位上中臣朝臣逸志等㆒向㆓伊勢太神宮㆒請㆑除㆓火災㆒。（日本文徳天皇實錄卷五）

和氣貞臣ガ母ノ喪ニ哀傷甚カリシコト。同人ガ雷ヲ畏レシコト。

文徳天皇仁壽三年四月甲戌。大內記從五位下和氣朝臣貞臣卒。貞臣字和仁。播磨守從四位上仲世第三子也。數歲喪㆑母。哀戚過㆑禮。叔父參議眞綱深相矜愛。弱冠從㆓治部卿安倍朝臣吉人㆒受㆓老莊㆒。吉人奇㆑之。後入㆓大學㆒。研精不㆑息。二十四擧㆓秀才㆒。二十八對策。不㆑得㆓其第㆒。承和十四年拜㆓大學大允㆒。嘉祥元年遷㆓大內記㆒。仁壽元年冬十一月授㆓從五位下㆒。患㆓皰瘡㆒。卒㆓于官㆒。時年三十七。時人惜㆑之。貞臣爲㆑人聰敏。質朴少華。性甚畏㆑雷。不㆑留㆓意小藝㆒。唯好㆓圍碁㆒。至㆓於對㆑敵交㆑手。不㆑覺㆓日暮夜深㆒。（日本文徳天皇實錄卷五）

災疫ヲ攘フタメニ讀經ノコト。

文徳天皇仁壽三年五月庚子。詔㆓十七箇寺㆒。讀㆓大般若經㆒。限㆓三日㆒訖。攘㆓災疫㆒也。壬寅。又詔㆓大宰府㆒。診㆓觀音彌勒兩寺並四王院香椎廟管內國分寺㆒。讀㆓大般若經㆒。（日本文徳天皇實錄卷五）

難船ニ際シ神佛ニ祈願ノコト。

文徳天皇仁壽三年六月辛酉。侍醫外從五位下菅原朝臣梶成卒。梶成右京人也。業練㆓醫術㆒。最解㆓處療㆒。承和元年從㆓聘唐使㆒渡㆑海。朝廷以㆔梶成明㆓達醫經㆒。令㆔其請㆓問疑義㆒。五年春解㆑纜。着㆓於唐岸㆒。六年夏歸㆓本朝㆒。路遭㆓狂飈㆒。漂㆓落南海㆒。風浪緊急。皷㆓舶艫㆒。俄而雷霹靂。桅子摧破。天晝黑暗。失㆓路東西㆒。須臾寄着。不㆑知㆓何曰嶋㆒。嶋有㆓賊類㆒。傷㆓害數人㆒。梶成殊祈㆓願佛神㆒。儻得㆓全濟㆒。與㆓判官良岑長松等㆒合㆑力。卽採㆓集破船材木㆒。造㆓一船㆒共載。爾時便風引㆑船。得㆑着㆓此岸㆒。朝廷嘉㆓其誠節㆒。十年爲㆓鍼博士㆒。次爲㆓侍醫㆒。卒㆓於官㆒。（日本文徳天皇實錄卷五）

僧延祥ガ吉夢（三箇ノ日輪身ヲ照ラス）ノコト。

文徳天皇仁壽三年九月丙申。是日。僧正延祥大法師卒。延祥俗姓槻本氏。近江國野州郡人也。數歲辭㆑家。師㆓事僧正護命㆒。護命察㆓其敏慧㆒。如㆑意敎誘。延曆七年受㆓具足戒㆒。其年。護命於㆓春日寺㆒。講㆓涅槃經㆒。延祥預聽焉。時護命問㆓延祥㆒曰『汝有㆑夢乎』。答曰『有㆑之』。護命曰『爲㆑我言㆑之』。延祥曰『夢臥㆓七重塔上㆒。爾時。三日並出。光照㆓身上㆒』。護命曰『吉不㆑可㆑言。愼勿㆑語㆑人』。天長七年春。於㆓大極殿㆒。說㆓最勝王經㆒。諸宗智者論難鋒起。延祥敏

對不レ滯。聽者莫レ不二歎服一。仁壽元年拜二僧正一。病卒。春秋八十五。(日本文德天皇實錄卷五)

節婦ガ夫ノ墓側ニ三十年居リシコト。

文德天皇齊衡元年五月。巳酉。賜二加賀國節婦和邇部廣刀自女爵二級一。廣刀自女。年十四適二山城國人秦眞勝一。眞勝亡後。廬二於冢側一。于レ今卅餘年。追二慕其夫一。言及哀泣。(日本文德天皇實錄卷六)

僞斷食僧ノコト。

文德天皇齊衡元年七月乙巳。備前國貢二一伊蒲塞一。斷レ穀不レ食。有レ勅。安二置神泉苑一。男女雲會。觀者架レ肩。市里爲レ之空。數日之間。遍二於天下一。呼爲二聖人一。各々私願。伊蒲塞仍有二許諾一。婦人之類。莫レ不二眩惑奔咽一。後月餘日。或云。伊蒲塞夜人定後。以レ水飲二送數升米一。天曉如レ厠。有レ人窺レ之。米糞如レ積。由レ是聲價應レ時減折。兒婦人猶謂二之米糞聖人一。(日本文德天皇實錄卷六)

實敏僧都ガ異相ノコト。其母ガ建塔ヲ夢ミ孕ミシコト。

文德天皇齊衡三年九月。癸卯。大僧都傳燈大法師位實敏卒。實敏。俗姓物部氏。尾張國愛智郡人也。初實敏在レ孕時。母夢見三室中建二三重塔一。及レ生。眼有二重瞳一。耳孔相通。年十三從二伯父大法師中安一入レ都。實敏聽朗日倍」(中略)。弘仁十年。與福寺維摩會預レ席論難。時諸寺學業之輩。聽三其竪義一。莫レ不二驚聳一。承和九年。於二大極殿一講二最勝王經一。皇帝臨二聽實敏問答一。警策。脣舌紛紜。分二決疑滯一。毫毛必剖。帝稱歎久之。明年擢二拜律師一。再轉爲二大僧都一。卒時年六十九。夏臈五十。實敏言詞可レ羨。音聲和美。發レ願敎誨。聞者流レ涙。(日本文德天皇實錄卷八)

狂人ガ禁中ニ入リ射殺サレシコト。

文德天皇齊衡三年八月。巳丑。狂者藤原臣雄犯二入禁中一。近衞陣頭射殺。左兵衞官人。見在レ陣者。坐レ令下二狂者一入上レ宮。(日本文德天皇實錄卷八)

災疫ヲ攘フタメニ讀經ノコト。

文德天皇齊衡三年五月。庚戌。請二僧二百五十人一。於二大極殿及冷然院・賀茂・松尾神社一。分讀二大般若經一。限二三日一訖。攘二災疫一也。(日本文德天皇實錄卷八)

藤原長良ガ友人(天皇)ノ死後哀傷シテ口肉ヲ噉ヒ冥助ヲ求メシコト。

文德天皇齊衡三年七月。癸卯。藤原朝臣長良薨。長良志操高潔。寬仁有レ度。仁明天皇在二儲宮一時。毎許以二交敵之思一。長良愈修二冠帶一。不二敢和狎一。天皇晏駕之後。哀泣不レ絕。如二父母一。初斷噉レ肉。求二冥助一也。(日本文德天皇實錄卷八)

大己貴少名彦ノ神ガ人ニ憑キシコト。　石ヲ神ト崇メシコト。

文德天皇齊衡三年十二月。戊戌。常陸國上言。鹿島郡大洗磯前有レ神新降。初郡民有二煮レ海爲レ鹽者一。夜半望レ海。光耀屬レ天。明日有二兩恠石一。見レ在二水次一。高各尺許。體二於神造一。非二人間石一。鹽翁私異レ之去。後一日。亦有二廿餘小石一。在二向石左右一。似レ若二侍坐一。彩色非レ常。或形二沙門一。唯無二耳目一。時神憑レ人云『我是大奈母知《オホナムチ》少比古奈《スクナヒコナ》命也。昔造二此國一訖。去往二東海一。今爲レ濟レ民。更亦來歸』。(日本文德天皇實錄卷八)

藤原衞ガ五歲ノトキ母ヲ追慕シ人ヲ感ゼシメシコト。

文德天皇天安元年十一月。戊戌。右京大夫兼加賀守四位下藤原朝臣衞卒。衞。贈左大臣從一位内麻呂第十之子也。二歲喪レ母。比レ及二五歲一。問二母氏即世之早晚一。哀慕感レ人。大臣甚奇レ之(中略)。弘仁十四年春正月爲二遠江守一。政貴二寬靜一。百姓欣然。天長四年。朝廷善二其治化一。授二從五位上一。七年春正月爲二式部少輔一。見レ有二不法一。必評二論之一。不レ避二貴戚一。帝甚器レ之。云々(日本文德天皇實錄卷九)

深草ノ陵ノ穢レニヨリ怪異アリシコト。

文德天皇天安二年三月。癸酉。宣命曰。天皇恐見恐見毛。掛畏支深草山陵爾奏賜部止奏久。頃年恠異屢示。其由乎卜求爾。掛畏岐山陵乃御在所乃近地爾。汚穢事觸行已止不レ止之所レ致止卜申世判。因レ茲參議左大辨從四位上藤原朝臣氏宗・右大辨從四位下　藤原朝臣良繩等乎差使天奉レ出須。此狀乎日聞食天。無二咎祟一志女賜倍良波。使等乃申爾隨天。汚穢事可レ令二糺潔一支狀乎恐見恐見毛奏。(日本文德天皇實錄卷十)

空中ニ二羽ノ紅雞ノ鬪ヒシコト。

文德天皇天安二年六月。壬辰。雷雨。此夜。左近衞大宅年麻呂。於二此野一見レ之。當二稻荷神社一。空中有二兩雞相鬪一。其色似レ赤。相鬪之間。毛羽散落。地雖二相隔一。見似二眼前一。良久而止。此語類二妖妄一。而記レ恠也。(日

攝津四天王寺毘沙門ノ怪異ノコト。

清和天皇貞觀二年六月十四日癸巳。攝津四天王寺上言。『毘沙門像手持刀、及塔形等拋二擲壇下一。遣二使者一修法。謝二恠異一也』(日本三代實錄卷四)

藤原良仁ガ母ノ死ヲ悲ミ死セシコト。

清和天皇貞觀二年八月壬午。中宮大夫從四位下藤原朝臣良仁卒。良仁者。贈太政大臣正一位冬嗣朝臣之第七子也。母島田氏。從五位下清田之姉。良仁。美二姿儀一。風神警亮。少遊二大學一。讀レ書忘レ疲(中略)良仁淡雅。歸二懷釋敎一。門地高華。甚爲二潔淸一。服飾之美。最究二鮮明一。所レ好唯馬。退レ公之後。每爲二愛玩一。性至孝。奄丁二

母憂二。哀啼哭泣。嘔レ血絶レ氣。經レ時乃蘇。不レ勝二悲慟一。服中病卒。時年四十二。（日本三代實錄卷四）

神木ヲ伐採セシ祟ニテ死亡ノコト。　清和天皇貞觀三年二月癸酉。參議從四位上行太宰大貳淸原眞人岑成卒。岑成左京人。贈一品舍人親王之後也（中略）。岑成立性淸直。不レ拘二小節一。初爲二大和守一。盛改二造官舍一。有二能名一。至二于爲二大貳一。西府倉屋破壞特甚。有レ意二脩造一。不レ遑二寧居一。伐二神社之木一。充二結構之用一。或人諫云『此神見稱レ有レ靈。祟咎所レ致。不レ利二於人一』。岑成拒而不レ肯。強令二伐取一。因レ此受レ病。不レ幾而卒。時年六十三。（日本三代實錄卷五）

汚穢アル人ガ神事ヲ勤仕セシ祟ノコト。　清和天皇貞觀四年十一月廿日甲申。先レ是。少主鈴從八位上美和眞人淸江言『鼠嚙二內印盤褥一』。至レ是。神祇官卜云『觸穢之人供二神事一。仍成レ祟』。由レ是大祓二於建禮門前一。以攘二妖祥一焉。（日本三代實錄卷六）

宮中侍從所ノ庭鬼ノ足跡アリシコト。　清和天皇貞觀五年正月十九日壬午。侍從所庭中。鬼足遺跡。（日本三代實錄卷七）

咳病流行シテ死亡多キニヨリ神ニ祈ルコト。　清和天皇貞觀五年三月四日丙寅。勅班二幣七道諸國名神一。今春咳嗽流行。人多疫死。仍禱二名社神明一。有レ感。因以賽レ之。（日本三代實錄卷七）

神樂苑ニテ崇道天皇以下ノ怨靈ヲ祭リテ疫癘ヲ祓フコト。　清和天皇貞觀五年五月廿日壬午。於二神泉苑一修二御靈會一。勅遣二左近衞中將從四位下藤原朝臣基經・右近衞中將從四位下藤原朝臣基經・右近衞權中將從四位下兼行內藏頭藤原朝臣常行等一監二會事一。王公卿士。赴集共觀。靈座之前。設二施几筵一。盛二陳花果一。恭敬薰修。延二律師慧達一爲二講師一。演二說金光明經一部・般若心經六卷一。命二雅樂寮伶人一作レ樂。以二帝近侍兒童及良家稚子一爲二舞人一。大唐高麗更出而舞。新伎散樂競盡二其能一。此日。宣旨開二苑四門一。聽二都邑人出入縱觀一。所謂御靈者。崇道天皇（早良）・伊豫親王・藤原夫人（吉子）・及觀察使橘逸勢・文室宮田麻呂等是也。並坐レ事被レ誅。寃魂成レ厲。近代以來。疫病繁發。死亡甚衆。天下以爲『此災御靈之所レ生也』。始レ自二京畿一。爰及二外國一。每レ至二夏天秋節一。修二御靈會一。往々不レ斷。或禮レ佛說レ經。或歌且舞。令下二里貫之子一靚粧馳射。膂力之士。袒裼相撲。騎射呈レ藝。走馬爭レ勝。倡優嫚戲。遞相誇競上。聚而觀者莫レ不二塡咽一。遐邇因循。漸成二風俗一。今茲春初。咳逆成レ疫。百姓多斃。朝

廷爲祈。至是乃修此會。以賽宿禱也。（日本三代實錄卷七）

三十二、日本紀略抄錄

蛭兒ガ體輭白凝ニテ棄ラレシコト。素盞嗚尊ガ麤暴多哭ニテ謫セラレシコト。

伊弉諾尊伊弉冉尊共議、於是共生日神。號大日孁貴。此子光華明彩照徹於六合之內。次生月神。一書云。月弓尊。月夜見尊。月讀尊。其光彩亞日。可以配日而治。次生蛭兒。雖已三歲。脚猶不立。故載之於天磐櫲樟船。而順風放棄。次生素戔嗚尊。一書云。神素戔嗚尊。速素戔嗚尊。此神有勇悍以安忍。且常以哭泣爲行。故令國內人民多以夭折。復使青山變枯山。故其父母二神勅素戔嗚尊。汝甚无道。不可以君臨宇宙。固當遠適之於根國矣。遂逐之。（日本紀略前篇一神代）

一書曰。大日孁尊。及月弓尊。並是質性明麗。故使照臨天地。素戔嗚尊是性好殘害。故令下治根國。

一書曰。日月既生。次生蛭兒。此兒年滿三歲。脚尚不立。初伊弉諾伊弉冉尊巡柱之時。陰神先發喜言。既違陰陽之理。所以今生蛭兒。次生素戔嗚尊。是神性惡常好哭恚。國民多死。青山爲枯。故其父母勅曰。假使汝治此國。必多所殘傷。故汝可以馭極遠之根國。次生鳥磐櫲樟船。輙以此船載蛭兒。順流放棄。

是後。素戔嗚尊之爲行也。甚無狀。何則天照大神以天狹田長田爲御田。時素戔嗚尊春則重播種子。且毀其畔。秋則放天班駒。又鹿也使伏田中。復見天照大神當新嘗時。則陰放屎於新宮。又見天照大神方織神衣居齋服殿。則剝天班駒。穿殿甍而投納。是時天照大神驚動。以梭傷身。由此發慍。乃入于天石窟。閉磐戶而幽居焉。故六合之內常闇而不知晝夜之相代。

一書曰。是後稚日女尊坐于齋服殿。而織神之御服也。素戔嗚尊見之。則逆剝班駒。投入之於殿內。稚日女尊乃驚而墮機。以所持梭。傷體而神退矣。故天照大神謂素戔嗚尊曰。汝猶有黑心。不欲與汝相見。乃入于天石窟而閉著磐戶焉。（日本紀略前篇一神代）

一書曰　日神尊以天垣田爲御田。時素戔嗚尊、春則塡渠毀畔。又秋穀已成則冒以絡繩。且日神居織殿時、則生剝斑駒納其殿內。凡此諸事盡是無狀。雖然日神思親之意不慍不恨。皆以平意容焉。乃至日神當新嘗之時。素戔嗚尊卽於新宮御席之下。陰自送糞。日神不知。徑坐席上。由是日神擧體不平。故以恚恨。廼居于天石窟。閉其磐戶。（同上）

大巳貴命少彥名命ガ療病禁厭ノ方法ヲ定メシコト。　一書曰。大國主神。亦名大物主神。亦號國作大巳貴命。夫大巳貴命與少彥名命戮力一心。經營天下。復爲顯見蒼生及畜產。則定其療病之方。又爲攘鳥獸昆蟲之災異。則今據一本及書紀補定其禁厭之法。是以百姓至今咸蒙恩賴。（日本紀略前篇一神代）

大巳貴命ガ自身ノ奇魂幸魂ニ出會スルコト。　亦曰。至淡島而綠粟莖者。則彈渡而至常世鄕矣。自後國中所未成者。大巳貴神獨能巡造。遂到出雲國。乃興言曰。夫葦原中國本自荒芒。至及磐石草木咸能強暴。然吾已摧伏。莫不和順。遂因言。今理此國。唯吾一身而已。其可與吾共理天下者。蓋有之乎。于時神光照海。忽然有浮來者。曰。如吾不在者。汝何能平此國乎。由吾在故。汝得建其大造之績矣。是時大巳貴神問曰。然則汝是誰耶。對曰。吾是汝之幸魂奇魂也。大巳貴神曰。唯然。廼知。汝是吾之幸魂奇魂。今欲何處住耶。對曰。吾欲住於日本國之三諸山。故卽營宮彼處。使就而居。此大三輪之神也。（日本紀略前篇一神代卷）

少彥名命ガ矮人ニシテ性惡ク敎養ニ順ハザリシコト　初大巳貴神之平國也。行到出雲國五十狹々之小汀。而且當飮食。是時海上有人聲。乃驚而求之。都無所見。頃時有一箇小男。以白蘞皮爲舟。以鷦鷯羽爲衣。隨潮水以浮到。大巳貴神卽取置掌中而翫之。則跳嚙其頰。乃恠其物色。遣使白於天神。于時高皇產靈尊聞之而曰。吾所產兒凡有一千五百座。其中一兒最惡不順敎養。自指間漏墮者。必彼矣。宜愛而養之。此卽少彥名命是也。顯ハ此云于都斯《ウツシ》。蹈鞴ハ此云多々羅《タ、ラ》。幸魂ハ此云佐枳瀰多摩《サキミタマ》。奇魂ハ此云倶斯美拕摩《クシミタマ》。鷦鷯ハ此云娑娑岐《ササキ》。（日本紀略前篇一神代）

猿田彥命ガ長鼻巨口大眼顏面紅朱ノコト、天鈿女命ガ胸ヲ露ハシ裳ヲ褰ゲ大笑シツツ男子ヲ迎ヘシコト　因勅皇孫曰。葦原千五百秋之瑞穗國。是吾子孫可主之地也。宜爾皇孫就而治焉。行矣。寶祚之隆。當與天壤無窮者矣。已而

且降之間。先駈者還白。有一神居天八達之衢。其鼻長七咫。餘當言七尋。且口尻明耀。眼如八咫鏡。而赩然似赤酸醬也。卽遣從神往問。時有八十萬神。皆不得目勝相問。故時勅天鈿女曰。汝是目勝於人者。宜往問之。天鈿女乃露其胸乳。抑裳帶於臍下。而咲噱向立。是時衢神問曰。天鈿女汝爲之何故耶。對曰。天照大神之子所幸道路。有如此居之者誰也。敢問之。衢神對曰。聞天照大神之子今當降行。故奉迎相待。吾名是猨田彥大神。（日本紀略前篇二神代）

彥火々出見尊ガ海神ノ女ト婚姻シ望鄉心ニ鬱憂スルコト。　海神ヨリ潮滿潮涸二個ノ瓊ヲ授カリシコト。　豐玉姬ガ產後ニ龍又ハ鰐ニ化セシコト。

彥火々出見尊因娶海神女豐玉姬。仍留住海宮。已經三年。彼處雖復安樂。猶有憶鄉之情。故時復太息。豐玉姬聞之謂其父曰『天孫悽然數歎。蓋懷土之憂乎』。海神乃延彥火々出見尊。從容語曰『天孫若欲還鄉者。吾當奉送』。便授所得鉤。因誨之曰『以此鉤與汝兄時。則陰呼此鉤曰貧鉤』。然後與之。復授潮滿瓊及潮涸瓊而誨之曰『漬潮滿瓊者。則潮忽滿。以此沒溺汝兄。若兄悔而祈者。還漬潮涸瓊。則潮自涸。以此救之。如此逼惱。則汝兄自伏』。及將歸去。豐玉姬謂天孫曰『妾已娠矣。當產不久。妾必以風濤急峻之日出到海濱。請爲我作產室相待矣』。彥火々出見尊已還宮。一遵海神之敎。時兄火闌降命既被危困。乃自伏罪曰。『從今以後。吾將爲汝俳優之民。請施息活』。於是隨其所乞遂赦之。其火闌降命。卽吾田君小橋等之本祖也。復豐玉姬果如前期。將其女弟玉依姬。直冒風波。來到海邊。逮臨產時。請曰『妾產時。幸勿以看之』。天孫猶不能忍。竊往覘之。豐玉姬方產。化爲龍。而甚慙之曰『如汝不辱我者。則使海陸相通、永無隔絕。今既辱之。將何以結親昵之情乎』。乃以草裹兒。棄之海邊。閉海途而徑去矣。故因以名兒曰彥波瀲武鸕鷀草葺不合尊。後久之。（日本紀略前編二。神代）

於是乘火々出見尊於大鰐。以送致本鄉。先是且別時。豐玉姬從容語曰「妾已有身矣。當以風濤壯日出到海邊。請爲我造產屋以待之」。是後豐玉姬果如其言來至。謂火々出見尊曰『妾今夜當產。請勿臨之』。火々出見尊不聽。猶以櫛燃火視之。時豐玉姬化爲八尋大熊鰐。匍匐逶虵。還以見辱爲恨。則徑歸海鄉。留其女弟玉依姬持養兒焉。所以兒名稱彥波瀲武鸕鷀草葺不合尊者。以彼海濱產屋全用鸕鷀羽爲草葺之。而甍未合時兒卽生焉。故因以名焉。（日本紀略前篇二神代）

先是豐玉姫謂天孫曰『妾已有娠也。天孫之胤豈可產於海中乎。故當產時必當就君所。如爲我造產屋於海邊以相待者。是所望也』。故彥火々出見尊已以還鄕。卽以鸕鷀之羽葺爲產屋。々蓋來及合。豐玉姫自馭大龜。將女弟玉依姫。光海來到。時孕月已滿。產期方急。由此不待葺合。徑入居焉。已而從容謂天孫曰。『妾方產。請勿臨之』。天孫心怪其言。竊覘之。則化爲八尋大鰐。而知天孫視其私屛。强懷慙恨。旣兒生之後。天孫就而問曰『兒名何稱者。當可乎』。對曰。宜號彥波瀲武鸕鷀草葺不合尊』。言訖乃渉海往去。于時彥火々出見尊乃歌之曰『飫企都鄧利《イキツトリ》。珂茂豆句志磨爾《カモツクシマニ》。和我謂《ワガイ》禰志《チシ》。伊茂幡《イモハ》和素邏珥。譽能據鄧馭鄧母』。（日本紀略前篇二）

土蜘蛛ト云フ賊ガ短身ニシテ四肢殊ニ長カリシコト。

怪神武天皇山未年春二月ノ條。高尾張邑有土蜘蛛。其爲人也身短而手足長。與侏儒相類。皇軍結葛網而掩襲殺之。因改號其邑曰葛城。（日本紀略前篇三）

武埴安彥ガ敗亡ニ軍兵怖レ走リ屎ノ褌ニ滿チシコト。

崇神天皇十年九月。武埴安彥與倭吾田媛謀反逆。興師忽至。各分道。而夫從山背。婦人從大坂。共入欲襲帝京。時天皇復遣大彥與和珥臣遠祖彥國葺。向山背。擊埴安彥。彥國葺射埴安彥。追破於河北。而斬首過半。其卒怖走。屎漏于褌。乃脫甲而逃之。號其脫甲處曰咖和羅。褌屎處曰屎褌。今謂樟葉訛也。（日本紀略前篇三）

大物主神ガ人ノ形トナリ倭迹々日百襲姫ヲ妻トシ又蛇ノ形トナリシコト。此姫ガ夫ヲ失ヒ箸ニテ陰ヲ撞キテ死セシコト。

崇神天皇十年ノ條。倭迹々日百襲姫命爲大物主神之妻。然其神常晝不見而夜來矣。倭迹々姫語支曰『君常晝不見者。分明不得視其尊顏。願暫留之』。大神對曰『言理灼然。吾明日入汝櫛笥而居。願無驚吾形』。待明以見櫛笥。遂有美麗小蛇。其長大如衣紐。則驚之叫啼時。大神有恥。忽化人形。仍踐大虛登于三諸山。爰倭迹々姫命仰見而悔之。忽居則箸撞陰而薨。乃葬於大市。時人號其墓謂箸墓也。（日本紀略前篇三）

小兒ノ發言ヲ神託ナリト信ゼシコト。

崇神天皇癸未六十年秋七月丙申朔。己酉。詔淳武日照命從天將來神寶。藏于出雲大神宮。是欲見焉云云　當是時。出雲臣之遠祖出雲振根殺其弟飯入根。於是甘美韓日狹鸕濡渟參朝廷奏其狀。

則誅㆓出雲振根㆒。故出雲臣等畏㆓是事㆒不㆑祭㆓大神㆒。有㆓小兒㆒而自然言㆑之云云。若有㆓託言㆒乎。於㆑是皇太子奏㆓于天皇㆒。別勑之使㆑祭㆑之（日本紀略前第三）

崇神天皇ノ近習殉死セシコト。生埋トナリ數日哭聲ヲ放チシコト。

垂仁天皇二十八年十一月丙申朔丁酉。葬㆓（天皇母弟倭彥命）于身狹桃花鳥坂㆒。於㆑是近習者悉生而埋㆓立於陵域㆒。數日不㆑死。晝夜泣吟。遂死而爛臰之。天皇聞㆓此泣吟之聲㆒。心有㆓悲傷㆒。詔㆓群卿㆒曰。夫以㆓生所㆑愛令㆓殉亡㆒者。是甚傷矣。雖㆓古風㆒非㆑良何從。自㆑今以後。議之止㆑殉。（日本紀略前四）

垂仁天皇ガ夢ノ外來刺戟ト符合セシコト。

乙未四年秋九月丙戌朔戊申。皇后母兄天狹穗彥謀㆑反。伺㆓皇后之燕居㆒而語之曰『汝孰㆓愛兄與㆑夫焉』。於㆑是皇后不㆑知㆓所㆑問之意趣㆒。對曰『愛兄也』。則誂㆓皇后㆒曰『夫以㆑色事㆑人。色衰寵緩。今天下佳人各遞進求㆑寵。豈得㆓永恃㆑色乎。是以吾冀㆔吾登㆓鴻祚㆒。必與㆑汝照㆓臨天下㆒。願爲㆑我殺㆓天皇㆒』。乃取㆓匕首㆒。授㆓皇后㆒曰『是匕首佩㆓于裀中㆒。當㆓天皇之寢㆒。刺㆑頸而殺焉』。皇后於是心裏兢戰。不㆑知㆑所㆑如。然視㆓兄王之志便不㆑可㆑得㆑諫。故受㆓其匕首㆒。獨光㆑所㆑藏。以著㆓衣中㆒。遂有㆓諫㆑兄之情㆒。丙申五年冬十月巳卯朔。天皇幸㆓來目㆒居㆓於高宮㆒。時天皇枕㆓后膝㆒而晝寢。於㆑是皇后既光㆑成㆑事。而空思之。兄王所㆑謀適是時也。卽眼淚流落㆓帝面㆒。天皇則寤之。語㆓皇后㆒曰『朕今日夢矣。錦色小蛇繞㆓于朕頸㆒。復大雨從㆓狹穗㆒而來之濡㆑面。是何祥也』。皇后則知㆑不㆑得㆑匿㆑謀。而悚恐伏㆑地。曲上㆓兄王之反狀㆒。因以奏曰『妾不㆑能㆑違㆓兄王之志㆒。亦不㆑得㆑背㆓天皇之恩㆒。告言則亡㆓兄王㆒。不㆑言則傾㆓社禝㆒。是以一懼一悲』。喉咽而泣。天皇曰『是非㆓汝罪㆒也』。卽發㆓近縣卒㆒命擊㆓狹穗彥㆒。（日本紀略前篇四）

田道間守ガ常世國ト云絕域ニ遣ヒセシコト。天皇ノ陵墓ニテ叫哭シテ死セシコト。

景行天皇元年春三月辛未朔壬午。田道間守至㆑自㆓常世國㆒。則賚物也。非時香菓八竿八縵焉。田道間守於㆑是悲歎之曰『受㆓命天朝㆒。遠往㆓絕域㆒。萬里蹈㆑浪。遙度㆓弱水㆒。是常世國。則神仙祕區。俗非㆑所㆑臻。是以往來之間。自經㆓十年㆒。頼㆓聖帝之神靈㆒。僅得㆓還來㆒。今天皇既崩。不㆑得㆓復命㆒。臣雖㆑生之。亦何益矣』。乃向㆓天皇陵㆒叫哭自死。是三宅連之始祖也。（日本紀略前篇四）

日本武尊ガ身材偉大ニシテ膂力人ニ過レシコト。

景行天皇二年春三月。立㆓播磨稻日大郎姬爲㆓皇后㆒。皇后生㆓二男㆒。第一曰大碓皇子。第二曰小碓尊。一日同胞而雙生。天皇異之。則詰之碓。故因號其二王曰大碓小碓也。是小碓尊。亦名日本童男。亦日本武尊。幼有雄略之氣。及壯容貌魁偉。身長一丈。力能扛鼎。（日本紀略前篇四）

弟媛ガ交接ヲ欲セザリシコト。

景行天皇四年春二月甲寅朔甲子。天皇幸美濃。茲國有佳人。曰弟媛。容姿端正。八坂入彦皇子之女也。天皇欲得爲妃。幸弟媛之家。弟媛則隱竹林。天皇令弟媛至。而居泳宮。鯉魚浮池。弟媛日密來臨池。天皇則留而通之。爰弟媛曰『妾性不欲交接之道。不勝皇命之威。暫納帷幕之中。然意所不快。唯有妾姉。名曰八坂入媛。容姿麗美。宜納後宮。』天皇聽之。仍喚八坂入媛爲妃。（日本紀略前篇四）

阿蘇山ノ二神ガ化シテ人トナリシコト。

景行天皇十八年六月。辛酉朔丙子。到阿蘇山。時有二神。曰阿蘇都彦。阿蘇都媛。忽化人以遊詣之。曰『吾二人在。何無人耶』。（日本紀略前篇四）

日本武尊ガ女装ノコト。

景行天皇二十七年十二月。日本武尊到於熊襲國。熊襲悉集親族而欲宴。於是。日本武尊解髪作童女姿。以密伺川上梟帥之宴時。仍劍佩裀裏。入於川上梟帥之宴室。居女人之中。川上梟帥感其童女之容姿。則携手同席。擧杯合飮而戲弄。時也更深人闌。川上梟帥被酒。於是抽裀中之劍。刺川上梟帥之胷。（日本紀略前篇四）

大山ノ神ガ鹿ニ化セシコト。膽吹山ノ神ガ蛇ニ化セシコト。日本武尊ガ白鳥ニ化セシコト。

景行天皇四十年ノ條日本武尊進入信濃。是國也。山高谷幽。翠嶺萬重。人停杖而難昇。然日本武尊披烟凌霧。遙徑大山。山神令苦王以化白鹿。立於王前。異之以一箇蒜彈白鹿。中眼而殺之。爰忽失道。不知所出。時白狗來有導王之狀。隨狗而行之。得出美濃。先之度信濃坂者。多得神氣以瘼臥。但從殺白鹿之後。踰是山者嚼蒜塗人及牛馬。自不中神氣也。日本武尊更還於尾張。卽娶尾張氏之女宮簀媛。而淹留踰月。於是聞近江五十葺山有荒神。解劒置於宮簀媛家而徒行之。至膽吹山。山神化大蛇當道。爰日本武尊跨蛇猶行。山神之興雲零水。無復可行之路。凌霧强行。方僅得出。猶失意如醉。因居山中之泉側。乃飮其水而醒之。故號其泉曰居醒泉也。（中略）日本武尊崩于能褒野。時年卅。天皇聞之。寢不安常。食不甘味。晝夜唯咽泣。卽詔群卿。命百寮。葬於伊勢國能褒野陵。時日本武尊化白鳥。從陵出之。指倭國而飛之。群臣等因以開其棺櫬而視之。明衣空留。而屍骨無之。於是遣使者追尋白鳥。則停於倭琴彈原。仍於其處造陵焉。
白鳥更飛至河內留舊市邑。亦其處作陵。故時人號是三陵白鳥陵。遂高翔上天。徒葬衣冠。因欲錄功名。卽定武部也。
(日本紀略前篇四)

仲哀天皇ガ身材長大ナリシコト。

足仲彥天皇。日本武尊第二子也。母皇后曰兩道入姬命。垂仁天皇之女也。天皇容姿端正。身長十尺。(日本紀略前篇四)

或神ガ神功皇后ニ託キ誓ヒシコト。

仲哀天皇八年秋九月乙亥朔。己卯。詔群臣以議討熊襲。時有神託皇后曰『天皇何憂熊襲之不服。豈足舉兵伐乎。愈茲國而有寶國。是謂栲衾新羅國焉。若能祭吾。則曾不血刃。其國必自服矣。復熊襲爲服。』天皇聞神言。有疑之情。便登高岳。遙望之。大海曠遠。而不見國。於是天皇對神曰『朕周望之。有海無國。豈於大虛有國乎。誰神徒誘朕。復我皇祖諸天皇等盡祭神祇。豈有遺神耶。』時神亦託皇后曰『如天津水影押伏而我所見國。何謂無國以誹謗我言。其汝王之如此言而遂不信者。汝不得其國。唯今皇后始之有胎。其子有獲焉』。然天皇猶不信。以强擊熊襲。不得勝而還之。(日本紀略前篇四)

仲哀天皇ガ神ノ敎ニ從ハズ其祟ノ爲ニ早ク崩御ノコト。

仲哀天皇九年春二月。天皇崩於筑紫橿日宮。時皇后傷天皇不從神敎而早崩。以爲知所祟之神。欲求財寶國。是以命群臣及百寮以解罪改過。更造齋宮於小山田也。(日本紀略前篇四)

神託ヲ請フ儀式竝ビニ神ノ敎ニ隨ヒ賊ヲ征服セシコト。

神功皇后ノ九年三月壬申朔。皇后選吉日入齋宮。親「王」爲神主。則命武內宿禰令撫琴。喚中臣烏賊津使主爲審神者。因以千繒高繒置琴頭尾。而請曰『先日敎天皇者誰神也。願欲知其名。』逮于七日七夜乃答曰。『神風伊勢國之百傳度逢縣之折鈴五十鈴宮所居神。名撞賢木嚴之御魂天疎向津媛命焉。』亦問。云云。時得神語隨敎而祭。然後遣吉備臣祖鴨別令擊熊襲國。未浹辰而自服焉。(日本紀略前篇四)

姦淫セシ婦人ガ男ト共ニ四肢ヲ縛シ燒殺サレシコト。

雄略天皇二年秋七月。百濟池津媛違天皇將幸。婬石川楯。

天皇大怒。張夫婦四支於木。置假[庪]上以燒死。(日本紀略前篇五)

雄略天皇ガ怒ニ乗シ多ク人ヲ殺シ大惡天皇ト異名サレシコト。

雄略天皇二年冬十月辛未朔。癸酉。幸吉野宮。狩云云。天皇大怒。拔刀斬大津馬飼。國內居民咸皆振怖云々。天皇以心爲師。誤殺人衆。天下誹謗。言大惡天皇也。(日本紀略前篇五)

雄略天皇ガ自分ニ似タル長人ヲ見、ソレガ物言ヒシコト。

雄略天皇四年春二月。天皇射獵於葛城山。忽見長人來。面貌似天皇。天皇問之。答曰『是一事主神也』日晚。田罷。神侍送天皇。是時。百姓咸言有德天皇。(日本紀略前篇五)

文石小麻呂ガ白狗トナリ又小麻呂トナリシコト。

雄略天皇十三年秋八月。播摩國御井隈人文石小麻呂有力行暴虐。天皇遣春日小野臣大樹領士百。持火炬。圍宅燒。時自火中白狗暴出。逐大樹臣。其大如馬。大樹臣神色不變。拔刀斬。即化爲文石小麻呂。(日本紀略前篇五)

浦島子ガ蓬萊山ニ至リシコト。龜ガ女人ニ化シ浦島子ノ婦トナリシコト。

雄略天皇二十二年秋七月。丹後國餘社郡管川人瑞江浦島子乘舟釣。遂得大龜。便化女。浦島子爲婦。相逐入海。到蓬萊山。歷覩仙衆。(日本紀略前篇五)

武烈天皇ガ刑理ヲ好ミ惡政ノミナセシコト。

小泊瀨稚鷦鷯天皇。仁賢天皇太子。母曰春日大娘皇后。仁賢天皇七年立爲皇太子。長好刑理。法令分明。日晏坐朝。幽枉必達。斷獄得情。又頻造諸惡。不修一善。國內居人咸皆震怖。(日本紀略前篇六)

武烈天皇ガ孕婦ヲ割キ人ノ指甲ヲ剝シ其他暴虐ノコト。

武烈天皇二年秋九月。刳孕婦之腹而觀其胎。

三年冬十月。解人指甲。使掘署預。

四年夏四月。拔人頭髮。使昇樹巓。斮倒樹本。落死昇者爲快。

五年夏六月。使人伏入塘。流出於外。持三刃矛刺殺爲快

七年春二月。使人昇樹。以弓射墜而咲。(日本紀略前篇六)

武烈天皇ガ淫荒酒荒歡樂度ナカリシコト。

八年春二月。使女躶形坐平板上。牽馬就前遊牝。觀女不淨。沾濕者殺。不濕者沒爲官婢。以此爲樂。及是時。穿池起苑。以盛禽獸。而好田獵。走狗試馬。出入不時。不避大風甚雨。衣溫而忘百姓之寒。食美而忘天下之饑。大進侏儒倡優。爲爛熳之樂。設奇偉之戲。縱靡々之聲。日夜常與宮人沈湎于酒。以錦繡爲席。衣以綾紈者衆。(日本紀略前篇六)

椎ノ子ガ二個ノ人トナリ相鬪ヒシコト。

欽明天皇五年十二月越國言。於佐渡島北御名部之碕岸。有肅愼人。乘一船舶而淹留。春夏捕魚充食。彼島之人言非人也。亦言鬼魅。不敢近之。島東禹武邑人採拾椎子。爲欲熟喫。着灰炮。其皮甲化成二人。飛騰火上一尺餘許。經時相鬪。占云。是邑人必爲魅鬼所迷惑。不久如言被抄掠。(日本紀略前篇六)

饑饉ノタメ人肉ヲ食ヒシコト。

欽明天皇二十八年。郡國大水。饑。或人相食。轉傍郡穀以相救。(日本紀略前篇六)

蘇我大臣ガ父ノ祭リシ佛神ノ祟ニテ疾ニ罹リ其治癒ヲ祈リシコト。

敏達天皇十四年春二月。戊子朔辛亥。蘇我大臣患疾。問於卜者。卜者對言『祟父時所祭佛神之心也』。大臣卽遣子弟。奏其占狀。詔曰『宜依卜者之言。祭祠父神』。大臣奉詔禮拜石像。乞延壽命。是時國行疫疾。民死者衆。(日本紀略前篇六)

佛像ヲ凌辱セシタメニ風雨起リ又惡瘡ニカヽルコト。

敏達天皇十四年三月丁巳朔丙戌。物部弓削守屋大連自詣於寺。踞坐胡床。斫倒其塔。縱火燔之。竝燒佛像。既而取所燒餘佛像。令棄難波堀波。是日。無雲風雨。乃喚馬子宿禰所供善信等尼。有司便奪尼等之衣。禁錮楚撻海石榴市亭。天皇思建任那。差坂田耳子王爲使。屬此時。天皇與大連卒患於瘡。故不果遣。詔橘豐日皇子曰『不可違背考天皇勅。可勤修乎任那之政也』。又發瘡死者。充盈於國。其患瘡者言『身如被燒被打被摧』。啼泣而死。老少竊相語曰。『是燒佛像之罪矣』。(日本紀略前篇六)

猿ガ歌ヲ謠ヒテ爭鬪ヲ豫言セシコト。

皇極天皇三年夏六月乙巳。志紀上郡言『有人。於三輪山見猿晝睡。竊執其臂。不害其身。猿猶合眠。歌曰云々。其人驚恠猿歌。放捨而去。此是經歷數年。上宮王等爲蘇我鞍作圍於膽駒山之兆也。(日本紀略前篇七)

蠶蟲ヲ福壽ノ神トセシコト（常世蟲）。

皇極天皇三年秋七月。東國不盡河《アヅマノフジカハ》邊ノ人。勸祭蟲於村里人曰『此者。常世《トコヨノ》神也。祭此神者。致富與壽』。巫覡等遂詐託於神語曰『祭常世神者。貧人致富。老人還少』。都鄙之人取常世蟲置於清座。歌儛求福。棄捨珍財。都無所益。便作歌曰。云々。此蟲者。常生於橘樹。或生於曼椒《ホソユキ》。其長四寸餘。（日本紀略前篇七）

猿ノ吟聲ノコト。

皇極天皇四年春正月。或於阜嶺。或於河邊。或於宮寺之間。遙見有物。而聽猿吟。或一十許。或二十許。就而視之。物便不見。尙聞鳴嘯之響。不能獲覩其身。時人曰『此是伊勢神之使也。』（日本紀略前篇七）

蘇我造媛ガ父ノ死ヲ傷ミ死セシコト。

孝德天皇五年三月甲戌。戮我山田大臣。遣使者收其資財。資財之中於好《ヨキ》書上題皇太子書。於重寶上題皇太子物。使者還申所收之狀。皇太子始知大臣心猶貞淨。追生悔恥。哀歎難休。皇太子妃蘇我造媛聞父大臣爲鹽所斬。傷心痛惋。惡聞鹽名。所以近侍於造媛者諱鹽名。改曰堅鹽。造媛遂因傷心而致死焉。皇太子聞造媛徂逝。愴然傷怛。哀泣極甚。（日本紀略前篇七）

朝倉社ノ木ヲ伐リ宮殿ヲ造リシニ宮中ニ鬼火アリ近侍ニ死者ヲ出セシコト。

齊明天皇七年五月乙未朔。癸卯。天皇遷居于朝倉橘廣庭宮。是時。斮除朝倉社木。而作此宮之故。神忿壞殿。亦見宮中鬼火。由是大舍人及諸近侍病死者衆。（日本記紀前篇八）

事代主ノ神・生雷ノ神・持屋ノ神ガ人ニ憑キテ軍略ヲ告ゲシニヨリテ勝ヲ得シコト。

天武天皇元年秋七月壬子ノ條。先是。高市郡大領高市縣主許梅忽口閉而不能言也。三日之後。方着神以言『吾者高市神社所居名事代主神。又牟佐社所居名生雷神者也』。乃顯之曰『於神日本磐余彦天皇（神武）之陵。奉馬及種々兵器』。便亦言『吾者立皇御孫命之前後。以送奉于不破而還焉。今且立官軍中而守護之』。且言『自西道軍衆將至之。宜愼之』。是以。便遣許梅。而祭拜御陵。因以奉馬及兵器。又捧幣而禮祭高市牟佐二社之神。然後。壹岐史韓國自大坂來。故時人曰『二社神所敎之辭。適是也』。又持屋神着祝曰『今自吾社中道。軍衆將至。故宜塞社中道』。故未經幾日。盧井造鯨軍自中道至。時人曰『卽神所敎

之辭是也。軍政既訖。將軍等擧是三神教言而奏之。卽勅登進三神之品以祠焉。（日本紀略前篇八）

諸國ノ歌ヲ能クスル者及侏儒伎人ヲ獻ゼシメシコト。

天武天皇四年二月乙亥朔。癸未。勅諸國選所部百姓之能歌男女及侏儒伎人而貢上。（日本紀略前篇八）

天武天皇ノ病ハ草薙劍ノ祟ナリシコト。

天武天皇朱鳥元年六月己巳朔。戊寅卜天皇病祟草薙劍。卽日。送置于尾張國熱田社。（日本紀略前篇八）

役小角ガ咒術ヲ能クシ鬼神ヲ使役セシコト。

文武天皇三年五月丁丑。役君小角流于伊豆島。初小角住於葛木山。以咒術稱。外從五位下韓國連廣足師焉。後害其能。說以妖惑。故配遠處。世相傳云。小角能役使鬼神。汲水採薪。若不用命。卽以咒縛之。（日本紀略前篇九）

鳩ノ瑞ニヨリ免租給復赦罪セシコト。

文武天皇三年三月甲子。河內國獻白鳩。詔免錦部郡一年租役。又獲鳩人給復三年。又赦畿內徒罪已下。（日本紀略前篇九）

神馬ノ瑞ニヨリ大赦、加祿進位免租等ヲナセシコト。

文武天皇大寶二年夏四月巳巳。飛彈國獻神馬。大赦天下。國司自己上出瑞郡大領者進位各一階。賜祿有差。百姓賜復三年。獲瑞僧隆觀免罪入京。又普賜親王以下畿內有位者物。免諸國今年田租。竝減庸之半。（日本紀略前篇九）

雨ヲ諸神經ニ祈リシコト。

大寶元年夏四月戊午（十五日）奉幣帛于諸社祈雨于名山大川。六月丙寅（二十五日）祈雨。免當年調。（日本紀略前篇九）

伊勢大神ニ濫穢ヲ禁ゼシコト。

文武天皇大寶二年秋七月癸酉。詔。伊勢大神宮封物者。是神御之物。宜准供神事勿令濫穢。（日本紀略前篇九）

神助ニヨリ兇賊ヲ平ゲシコト。

大寶二年冬十月丁酉先是征薩摩隼人時。祈禱大宰所部神九處。實賴神威。遂平荒賊。爰奉幣帛。以賽其禱焉。（日本紀略前篇九）

赤烏ノ瑞ニヨリ進位給復賜物ノコト。　慶雲二年九月癸卯　越前國獻二赤烏一。國司並出レ瑞郡司等進二位一階一。百姓給二復一年一。獲レ瑞人授レ位　賜二絁綿布等一。（日本紀略前篇九）

山火ガ祈禱ニヨリ滅セシコト　慶雲三年七月乙丑丹波但馬二國山火　遣レ使奉二幣帛于神祇一。卽雷聲忽應。不レ撲自滅。（日本紀略前篇九）

黑狐ニヨリ大赦進位免租ノコト。　文明天皇和銅五年九月巳巳詔曰『朕聞。舊者相傳之。子年者。穀實不レ宜。而天地垂レ祐。今玆大稔。況復伊賀國司所レ獻黑狐。卽合二上瑞一。其文云。王者殆致二太平一。則見。思下與二衆庶一共中此歡慶上。宜レ大二赦天下一。其强竊二盜。常赦所レ不レ免者。不レ在二赦限一。但私鑄レ錢者。降二罪一等一。其伊賀國司自己上進二位一階一。出レ瑞郡免二庸。獲レ瑞人戶給二復三年一。又天下諸國今年田租。竝大和河內山背三國調竝原二免之一。』（日本紀略前篇九）

雲・狐・鵠ノ瑞ニヨリ大赦・進位ノコト。　靈龜元年正月甲申朔。東方慶雲見。遠江國獻二白狐一。丹波國獻二白鵠一。癸巳詔曰『今年元日。皇太子始拜朝。瑞雲顯見。宜レ大二赦天下一。敍位。又授二一品氷高內親王一品一。』（日本紀略前篇九）

幣帛ヲ神經ニ奉ジ雨ヲ小川ニ祈リシコト。　靈龜元年六月癸亥詔遣レ使奉二幣帛於諸社一。祈二雨於名山大川一。於レ是未レ經二數日一。澎雨滂沱。因賜二百官人祿一。（日本紀略前篇九）

大臣ノ病ヲ救ハンガ爲ニ大赦讀經ノコト。　養老四年八月辛巳朔右大臣　正三位藤原朝臣不比等病。賜二度卅人一。詔曰『右大臣正二位藤原朝臣。疹疾漸留。寢膳不レ安。宜レ大二赦天下一。八虐常赦所レ不レ免。咸悉赦除。王午令二都下卅八寺一。一日一夜。讀二藥師經一。爲レ救二右大臣病一也。』（日本紀略前篇九）

白龜ノ瑞ニヨリ免租加祿賜物ノコト　養老七年各十月癸卯。左京人無位紀朝臣家獻二白龜一。乙卯詔曰『今年九月七日。得二左京人紀家所レ獻白龜一。仍下二所司一。勘二驗圖諜一。儞。云々。宜夫親王諸王。公卿大夫百僚在レ位。同慶二斯瑞一。仍曲赦。出レ龜郡免二今年租調一。親王及京官主典已上。左右大舍人。授刀舍人。左右兵衞。春宮舍人。賜祿有レ差。紀朝臣家授二從六位上一。絁廿疋。綿卅屯。布八十端。稻二千束一。天平十一年三月癸丑。依二馬瑞一。恩詔賑給賜レ爵免二庸調一。賜レ物。天平十八年三月巳未。勅依二白龜瑞一。

天下六位以下皆加一級。免當戶今年租。出龜郡者免今年租庸。（日本紀略前篇十）

天災地震疫病ノタメ大赦讀經ノコト。　天平六年七月辛未大赦天下。依天變地震也。天平七年五月戊寅勅大赦天下。依災無異也（地震日蝕、星行異常）巳卯於宮中及大安藥師・元興・興福四寺。轉讀大般若經。爲消除災害。安寧國家也。閏十一月戊戌。大赦天下。以災變數見疫癘不已也癸亥太宰管內諸國。疫瘡時行。百姓多死。詔奉幣於部內諸社。以祈禱之。五月壬辰大赦天下。依旱疫也。七月乙未。大赦天下依疫疾也八月甲寅爲國家有驗神。未預幣者。悉入供幣之例。（日本紀略前篇十）

讀經ニテ雷震災ヲ防グコト。　天平九年四月壬子律師道慈申請。大安寺每年令轉大般若經一部。因此雖有雷聲。无所災害。請自今已後。撮諸國進調庸各三段以布施。請僧百五十人。令轉此經。勅許之。（日本紀略前篇十）

泰平ノタメ讀經ノコト。　天平九年八月丙辰。爲天下泰平。於宮中四十五處。請僧七萬人。令轉大般若最勝王經等。（日本紀略前篇十）

雨ヲ祈ルコト。　天平十七年五月。自四月不雨。不得種藝。因以奉幣諸國神社。祈雨。（日本紀略前篇十）

聖武天皇ノ病ニヨリ祈禱、放鳥、寫經造像ノコト。　天平十七年九月癸酉。天皇不豫。勅平城恭仁留守。固守宮中。悉追孫王等。詣難波宮。又令京中畿內諸寺及諸名山淨處行藥師悔過之法。奉幣祈禱賀茂松尾等神社。令諸國所有鷹鵜並以放去。度三千八百人出家。甲戌。奉幣帛於八幡神社。令京師及諸國寫大般若經合一百部。又造藥師佛像七軀高六尺三寸。並寫經七局。（日本紀略前篇十）

神罰ヲ恐レテ神宮ニ幣帛ヲ奉リシコト。　淡路廢帝天平寶字三年十月戊申。去天平勝寶五年。遣左大辨從四位上紀朝臣飯麿。限伊勢太神宮之界。樹標已畢。而伊勢志摩兩國相爭。於是遷尾垂剗於葦淵。遣式部卿從三位巨勢朝臣關麻呂等。奉幣帛於神宮。（日本紀略前篇十一）

弓削道鏡ノコトニツキ清麿宇佐八幡宮ニ神詫ヲ乞ヒシコト。　高野天皇神護景雲三年九月己丑。詔曰。云々。從五位下

因幡國員外介輔治能眞人清麻呂。其姉均止甚大仁惡久奸流妄語乎作天。朕仁對天法均伊物奏利。此乎《コレヲ》見仁《ミル》。面乃色形口爾云言。猶明爾已我作天云言乎。大神乃御命止借天言止所知奴云々宣。復清麿等波奉侍留奴止所念天已。曾姓毛賜弖治給之可。今波穢奴止之弖退給爾依奈毛。賜幣利之姓方取天。別部止成給弖。其我名波穢麿止給比。法均我名云々。廣蟲賣止還給布止詔布。云々宣。初大宰主神習宜阿曾麿希旨媚事道鏡。因矯八幡神教言。令道鏡即皇位。天下太平。道鏡聞之深喜自負。天皇召清麿於床下。勅曰『昨夜夢。八幡神使來云。大神爲令奏事。請尼法均。宜汝清麿相代而往聽神命。』臨發。道鏡語清麿曰『大神所以請使者。蓋爲告我即位之事。』因重募以官爵。清麿行詣神宮。大神託宣云『我國家開闢以來。君臣定矣。以臣爲君未之有也。天之日嗣必立皇緒。無道之人。宜早掃除。』清麿來歸。奏如神教。於是道鏡大怒解清麿本官。出爲因幡員外介。未之任所。尋有詔除名。配於大隅。其姉法均還俗配於備後。（日本紀略前篇十一）

井上内親王ガ巫蠱ノ事ニテ廢セラレ又人ヲ厭魅セシタメ幽セラレシコト。

光仁天皇寶龜四年十月辛酉。初井上内親王坐巫蠱廢。後復厭魅難破内親王。是日。詔幽内親王及他戸王等大和國宇智郡沒官之宅。（日本紀略前篇十二）

宮城ヲ移セシヨリ伊勢大神及各神社祟ヲナシ災異多カリシコト。

桓武天皇延曆元年七月壬午朔庚戌。右大臣已下參議已上奏云『頃者災異荐臻。妖徵並見。仍命龜筮。占求其由。審言。雖國家恒祀依例奠幣。天下縞素。吉凶混雜。因茲伊勢大神及諸神社悉爲祟。如不除凶就吉。恐致聖體不豫歟。神道難誣。伏乞。除凶服。宛神祇』。詔曰。云々。群卿再三執奏。以宗廟社稷爲喩。事不獲已。一依來奏。其諸國釋服者。待祓使到。祓潔國内。然而釋。不得飲酒作樂。幷著雜彩。（日本紀略前篇十三）

皇太子ノ疾ハ崇道天皇ノ祟ナルコト。

延曆十一年六月戊子。奉幣於畿内名神。以皇太子病也。○癸巳。皇太子久病。卜之。崇道天皇爲祟。遣諸陵頭調使王等於淡路國。奉謝其靈。○庚子勅。去延曆九年。令淡路國。死某親王（崇道天皇）守冢一烟。兼隨近郡司專當其事。而不存警衞。致令有祟。自今以後。冢下置隍。勿使濫穢。（日本紀略前篇十三）

大原寺佛像ニ靈驗多カリシコト。

延曆十三年十二月庚戌。遷置山城國乙訓社佛像於大原寺。初西山採薪人休息此

社。便刻木成佛像。稱有神驗。衆庶會集驚耳目。故遷。（日本紀略前篇十三）

諸天ト自稱シテ妖言ヲナセシ者ノコト。　延暦十四年五月己巳。右京人上毛野兄國女流土左國。以自稱諸天妖言惑衆也。（日本紀略前篇十三）

宮中ニ怪異アルハ崇道天皇ノ祟ナルコト。　延暦十六年五月甲辰　於禁中幷東宮轉讀金剛般若經。以有恠異也　○乙巳。遣僧二人於淡路國。轉讀悔過。謝崇道天皇靈也。

延暦十九年七月己未。詔曰。云々。宜故皇太子早良親王追稱崇道天皇。故廢皇后井上內親王追復稱皇后。其墓並稱山陵。令近衞少將大伴是成。率陰陽師衆僧。鎭謝在淡路國崇道天皇山陵。（日本紀略前篇十三）

和氣淸麿ガ宇佐ニ使シ神託ヲ受ケシコト。　延暦十八年二月乙未。正三位民部卿造宮太夫和氣淸麿薨。中略　此時僧道鏡得幸於天皇。出入警蹕號法王。太宰主神阿蘇麿媚事道鏡。矯八幡神敎言。令道鏡卽帝位天下大平。道鏡聞之情喜。天皇召淸麿於床下曰。夢有人。來稱八幡神使。云爲奏事。請尼法均。朕答尼曰法均軟弱。難堪遠路。其代遣淸麿。汝宜早參聽神之敎。道鏡復喚淸麿。募以大臣之位。先是中略。往語神宮。神託宣云云。淸麿所曰。今大神所敎。是國家之大事也託宣難信。願示神異。神卽忽然現形其長三丈許。色如滿月。淸麿情魂失度。不能仰見。於是神託宣。我國家君臣分定。而道鏡悖逆無道。輙望神器。是以神靈震怒。不聽其祈。汝歸如吾言奏之。天之日嗣必續皇儲。汝勿懼道鏡之怨。淸麿歸來。奏如神敎。天皇不忍誅。爲因幡員外介。改姓名。爲別部穢麿。流大隅國。云云。（日本紀略前篇十三）

巫覡ガ禍福ヲ說キ妖言ヲナスヲ禁ゼシコト。　平城天皇大同二年九月壬子。勅。巫覡之徒。好說禍福。庸愚之輩。深信妖言。淫祀斯繁。自今以後。一切禁斷。（日本紀略前篇十三）

四天像ヲ遷セシヨリ疫病多カリシコト疫病ノ爲メ神ニ禱リ又經ヲ講ゼシコト。　大同二年十二月甲寅朔。太宰府言。四天王像。遷置筑前國金光明寺。畢。遷像以來。疫病尤甚。伏請。奉遷本處。許之。大同三年正月乙未。遣使埋斂京中骼胔。勅。頃者。疫癘方熾。死亡稍多。宜令諸大寺及畿內七道諸國奉讀大般若經。

同三年二月丙子。御大極殿。祈禱名神。爲天下疫氣方熾也。三月癸未朔令諸國。七日内。共講仁王經。爲疫病也。（日本紀略前篇十三）

雨ヲ神ニ祈リシコト。

嵯峨天皇大同四年六月壬午遣使奉幣於吉野丹生川上雨師神祈雨也（日本紀略前篇十三）。

弘仁三年六月二十六日壬子。勅。甘澤不降。稍渉旬日。云云。所冀神靈垂祐。早致嘉雨。宜走幣畿内。祈於名神。（日本紀略前篇十三）

弘仁八年六月己未朔。庚申。遣律師傳燈大法師修圓於寶生山。祈雨。壬戌。遣天下諸國祈雨。（日本紀略前篇十四）

弘仁九年夏四月丁丑大和國吉野郡雨師神。奉授從五位下。以祈雨也七月丙申遣使山城貴布禰神社大和國寶生山上龍穴等處。祈雨也。十月己未。賽山城國愛宕郡貴布禰神。以祈雨有驗也。（日本紀略前篇十四）

弘仁十年五月甲午。幸神泉苑。奉幣貴布禰社。祈雨。七月戊寅。奉黒馬於丹生川上雨師神。祈雨。癸巳。遣使於伊勢太神宮大和國大后山陵。並奉幣祈雨。甲午詔曰『頃者。炎旱積旬甘液無施云云。宣令十三大寺幷大和國定額諸寺常住僧。各於當寺。三今日轉讀大般若經。以祈甘雨也。弘仁十三年秋七月癸巳。遣使畿内諸國祈雨。（同上）淳和ノ朝ニモ例多シ。

旱魃ヲ以テ山陵ノ祟トセシコト。

大同四年七月未遣使於吉野山陵（按井上内親王）掃除陵内。並讀經。以亢旱景旬山陵爲祟也。光仁元年十二月甲申。遣僧七口讀經於吉野陵（按井上内親王）上。（日本紀略前編十四）

雨ヲ停ムル爲メニ神ニ祈リシコト。

弘仁十年六月九乙卯。奉向馬於丹生川上雨師神並貴布禰神。爲止霖雨也八月癸酉奉幣貴布禰神。爲止霖雨也。乙亥奉幣於丹生川上雨師神祈晴也。（日本紀略前編十四）

大風ヲ停ムル爲ニ大神宮ニ祈リシコト。

弘仁七年九月九戊辰。奉幣於伊勢大神。去八月十六日夜。爲停大風所禱也。（日本紀略前編十四）

天皇ノ病氣ヲ山陵ノ祟トセシコト並ニ治癒ヲ神氏ニ祈リシコト。

弘仁元年七月丙辰遣使鎭祭高品陵。以聖體不豫山陵爲祟也辰遣右大辨從四位上藤原朝臣藤嗣。奉幣於伊勢太神宮。以聖體不豫也。（日本紀略前編十四）

災害多ク五穀稔ラヌタメニ神佛ニ祈リシコト。　弘仁十三年八月午朔。令諸國。於國分二寺。七日七夜悔過。兼淸神社。爲災害頻發年穀不登也。(日本紀略前編十四)

神ノ靈驗アルニヨリ昇格ノコト。　弘仁十四年正月丁丑。常陸國從五位下筑波神爲官社。以靈驗頻著也。(日本紀略前編十四)

伊勢太神宮ガ崇ヲナセシコト。　淳和天皇天長元年四月乙酉。御大極殿。差使奉遣御鍬並幣帛伊勢太神宮。有崇故也。(日本紀略前編十四)

地震ヲ停ムルタメニ讀經ノコト。　淳和天皇天長四年十二月十四辛丑屈請淸行僧百口。於大極殿。轉讀大般若經。三箇日。爲停地震。(日本紀略前編十四)

神託宣ニヨリ神ヲ遷座ノコト。　天長六年三月己丑。大和國高市郡賀美郷甘南備山飛鳥社。遷同郡同鄕鳥形山。依神託宣也。(日本紀略前編十四)

內裏ノ物怪ヲ鎭ムルタメニ山陵ニ讀經ノコト。　天長八年六月丙戌。內裏有物恠。仍遣使告相原山陵(桓武)。其詞云云。又告作山陵(高志內親王)。○壬辰。屈二十口僧。分頭柏原、石作山陵。讀經。防物恠也。(日本紀略前編十四)

山陵ガ崇ヲナセシコト。　天長八年十二月甲戌。相樂山陵令掃淸讀經。爲崇也。(日本紀略前編十四)

物性ニヨリ祈禱讀經ノコト。　仁明天皇承和五年七月丙寅全僧沙彌各七口。讀經於柏原山陵(桓武)以有物怪也。

同六年甲申。延僧六十口。於紫宸殿常寧殿。同轉讀大般若經。以村夫中有物怪也。

八月壬申。請眞言僧十六口。於常寧殿。令修思災法。有物怪也。(日本紀略前編十五)

承和十二年三月壬子。請名僧百口。限以五箇日。於紫宸殿等及眞言院。轉讀大般若經。兼修陁羅尼法。以有物怪也(日本紀略前編十六)

痋蟲ハ神社及道路ノ鬼ノ崇ナルコト。　承和十二年五月乙卯。山城國言。綴喜相樂兩郡。始自三月上旬。痋蟲殊多。身

赤首黑。大和蜜蜂。好咬牛馬。求之龜筮。綴喜郡樺井社及道路鬼更爲祟。卽遣使祈謝之。(日本紀略前篇十六)

哭驗者試驗ノコト。　文德天皇齊衡三年八月辛未朔。遣勅使於神泉苑。試諸持咒有者。聽度。(日本紀略前編十六)

鹿島ノ神人ニ憑キシコト。　齊衡三年十二月戊戌。常陸國上言。鹿島郡大洗磯前有神新降。初民有煮海爲鹽者。夜半望海。光耀屬天。明日有兩恠石。見在水次。高各尺許。體於神造。非人間石。鹽翁私異之去。後一日。亦有二十餘小石。在向石左右。似若侍坐。彩色非常。或形像沙門。唯無耳目。時神憑人云『我是大奈母知少比古奈命也。昔造此國訖。去往東海。今爲濟民。更亦來歸』。(日本紀略前編十六)

文德天皇病ニツキ讀經ノコト。　天安二年八月甲寅是日。薦藥無驗。騷動殊切。屈名僧五十人。於冷然院。令讀大般若經。入夜遣固關使。賜勅符木契。勅於諸衞。令警固。甚嚴。(日本紀略前編十六)

神木ヲ伐リテ病死ノコト。　淸和天皇貞觀三年二月二十九日參議從四位上行大宰大貳淸原眞人岑成卒。岑成爲大貳之時。西廊倉屋破壞。伐神社木。結構之。自此受病。不幾而卒。年六十三。(日本紀略前編十七)

山陵ノ樹木ヲ伐リシ祟ノコト。　貞觀八年六月二十九日壬寅晦。先是大和國言。楯列山陵字陵等。多伐樹木。神祇官卜云。炎旱之災。因伐木。是日遣使申話告文。(日本紀略前編十七)

崇道天皇ノ厲氣鬼ガ祟ヲナスコト。　貞觀五年五月二十日壬午。於神泉苑。修御靈會。仰靈者。崇道天皇(慶太子早良)伊豫親王(桓武皇子)藤原夫人(吉子)及觀察使橘逸勢文屋宮田麻呂等是也。竝坐事被誅。寃魂成厲。始自京畿。爰及外國。每至夏天秋節。修御靈會。(日本紀略前編十七)

讀經修察シテ灾疫ヲ防ギシコト。　貞觀七年五月十三日癸巳。延僧四口。於神泉苑。讀般若經。又僧六口七條大路衢分配朱雀道東西。朝夕二時。讀般若心經。令佐比寺僧惠照。修疫神祭。以防灾疫。豫仰左右京職男女人別輸一錢。以充。僧布施供養。欲令免天行也。(日本紀略前編十七)

外傷後心神恍忽トナリ死セシコト。　眞觀十年十二月廿八日丁巳。左大臣正二位源朝臣信薨。先是。向攝津國時。於

野中一。從レ禽墮レ馬。陷二於深泥一。不レ能二自拔一。有レ人扶起。須臾蘇息。載レ病而歸。心神恍忽。數日而薨。年五十九。明年三月追二贈正一位一。（日本紀略前編十七）

雹ノ降リシハ神ノ祟ノコト。　貞觀十五年五月五日戊辰。停二端午之節一。神祇官陰陽寮言。雨レ雹之性。賀茂松尾等神爲レ祟。於レ是。遣二使社頭一。奉幣竝走馬一。賀茂御祖別雷兩社各十疋。松尾社五匹。九日壬申。遣二參議大江朝臣音人於賀茂社一。奉レ幣謝二雨雹之咎一。告文云々。高岭寺乃佛奉レ移禮留事爾依天。皇大神成レ祟之賜止倍利卜申利世。但此佛波。太神乃成レ祟之賜仁倍留依天。他處爾奉レ移倍支狀。去年祈申之賜利倍。須奉レ移留日爾。先此狀乎申賜之倍而不二申賜一天。大神之御社近之天騷動世留事在利介。此怠乎畏恐天平久奉レ謝无爲。始レ自二今月二十日一天。一萬卷乃金剛般若經令二奉讀一須无止。（日本紀略前編十八）

僧乘緣ガ呪術ニテ雨ヲ致セシコト。　陽成天皇元慶元年秋七月十三日。先レ是內供奉德寵言。弟子僧乘緣有二呪驗致一レ雨之術一。諸試會修。乘緣於二武德殿一。限以二五日一誦咒。是日未時。暴雨。雨澤不レ洽。（日本紀略前編十九）

大鳥ノ群集・池水ノ變色ヲ神明ノ祟トセシコト。　元慶二年九月七日巳亥。大鳥集二肥後國八代郡倉上一。又宇土郡正六位上蒲智比咩神社前河水。變レ赤如レ血。緣邊山野。草木凋枯。宛如二嚴冬一。神祇官陰陽寮卜筮云『彼國風水疾疫可レ成レ災。故神明示レ恠。』（日本紀略前篇十九。陽成天皇時代）

櫃日宮ノ神託ガ外寇ヲ告ゲシコト。之ニヨリテ太神宮ニ祈禱セシコト。　元慶二年十二月十一日。是日。大宰少貳從五位下島田朝臣忠臣言『櫃日宮有二託宣一云。新羅虜船欲レ向二我國一。宜レ爲二之備一』。因レ之遣下使向二伊勢太神宮一祈中請冥助上。

陽成天皇ガ馬ヲ愛セラレシコト。　元慶七年十一月十六日。于レ時。天皇愛二好馬一。於二禁中閑處一。祕而命レ飼。事々不レ法。太政大臣（基經）聞レ之。遽參二內裏一。駈二逐宮中庸猥等一。（日本紀略前篇十九。陽成天皇時代）

燒尾荒鎮及ビ責人求飮ヲ禁ゼシ勅令ノコト。　元慶八月夏四月辛卯朔。勅曰。應レ禁二諸司諸所燒尾荒鎮。及責レ人求レ飮之類一。（日本紀略前篇二十。光孝天皇時代）

出羽國ニ石鏃ノフリシヲ兵亂疫病ノ徵トセシコト。　元慶八年九月二十九日丙戌、出羽國司言。今年六月二十六日秋田城雨雷晦冥。雨二石鏃二十三枚一。七月二日飽海郡海濱雨レ石。似レ鏃。其鋒皆向レ南。陰陽寮占云『彼國之憂。應レ在二兵賊疾疫一』（日本紀略前篇二十。光孝天皇時代）

隆海律師卒スルトキ手印ガ火ニ焚ケザリシコト。　仁和二年七月二十二日巳亥。律師隆海卒。安坐氣絶。右手結二無量壽如來印一。積レ薪焚レ身。火滅形碎。唯印不レ爛。卒時七十二。（日本紀略前篇二十。光孝天皇時代）

宮中ニ怪人アリシコト（鬼絞）。　仁和二年七月二十九日丙午。夜亥時。紫宸殿前有二長人一。往還徘徊。内豎傳點者見レ之。惶怖失レ神。右近陣前燃レ炬者亦得レ見。其後左近陣邊有二如レ絞者之聲一。世謂二之鬼絞一也。（日本紀略前篇二十。光孝天皇時代）

天變地妖ヲ兵亂ノ徵トセシコト。　仁和二年八月四日庚戌。勅令下安房上總等國重警中不虞上。先レ是。安房國言『去五月二十四日夕有二黑雲一。自二南海一群起。其中現二電光一。雷鳴。地震。通夜不レ止。二十六日曉。雷雨。砂石粉土遍二滿地上一。山野田園無レ不レ降。稼苗草木。皆以凋枯。馬牛食レ之。死斃甚多』。陰陽寮占『國東南將レ有二兵亂一』。由レ是預令二戒嚴一。（日本紀略前篇二十。光孝天皇時代）

鬼カ人形ヲナシ婦人ヲ誘惑虐殺セシコト。　仁和三年八月十七日戊午。亥時。或人告『行人云。武徳殿東緣松原西有二美婦人三人一。向レ東歩行。有レ男在二松下一。容色端麗。出來與二一婦人一携レ手相語。婦人精盛。共依二樹下一。數剋之間。音語不レ聞。驚恠見レ之。其婦人手足折落在レ地。無二其身首一』。陳直者聞二此語一往見。無レ有二其屍一。時人以焉。鬼物變レ形。行二此屠殺一。朝堂院東西廊。夜中聞二騷動之聲一。彼此相恠語。在二人口一三十六種也。（日本紀略前篇二十。光孝天皇時代）

太政大臣ニ詫宣アリシコト。　仁和三年八月二十八日太政大臣（基經）直廬有二詫宣事一。其言深秘。（日本紀略前篇二十。宇多天皇時代）

食人鬼ノコト。　鬼ガ法師ノ形ヲナシ現ハレシコト。　竝ビニ之ヲ妖言ト認メシコト。　寛平元年七月二十四日。甲寅。或人云。從二信濃國一食レ人之鬼。入二來洛中一。仍京中小童見二法師形一。稱二彼鬼一。盡逃隱二其形一。或號二童男一云々。可レ謂二妖言一也。

(日本紀略前篇二十。宇多天皇時代)

狂人ガ紫宸殿ニ入リ込ミシコト。　寛平六年三月二十一日甲申。今夜。狂人昇二紫宸殿一。(日本紀略前篇二十。宇多天皇時代)

飛行セル仙人ノコト。　延喜元年八月十五日。陽勝仙人飛行。(日本紀略後篇一。醍醐天皇時代)

日神ノ詫宣ガ新羅來襲ノ事ヲ告ゲシコト。　延喜六年七月十三日。隱岐國言。從二坤方一猛風高吹。天健金草命(穩地郡)詫宣。『新羅賊船數艘浮二居北海一。我爲レ追二退彼賊一。令レ吹二大風一者。』如二帆柱一木等流著。是新羅賊船帆柱木者。神明所レ告。其徵如レ此。(日本紀略後篇一。醍醐天皇時代)

畸形ノ牛ヲ兵器盜竊ノ戒メトセシコト。　延喜六年八月七日戊子。紀伊國言『管牟婁郡熊野村。去四月十八日。牝牛產レ犢。形體黑斑白蹄。自二一頭一相分兩面。左面短而右面長』。令三陰陽寮勘二申恠異一。國依二盜兵事一。有下繫二囚一之乎者上。仰二國宰一令二勤愼一矣。(日本紀略後篇一。醍醐天皇時代)

鷺ノ群集等ヲ恠異トシ讀經ノコト。　延喜六年十月八日戊子。於二清涼殿一修二般若御讀經一。先レ之。烏咋二拔奏レ時之籤一。又鷺集レ殿恠。爲レ攘レ之也。(日本紀略後篇一。醍醐天皇時代)

宇多法皇ノ壽賀ノタメニ讀經ノコト。　延喜六年十月二十六日。公家於二仁和寺一寫二金字法華經一。限二四日八座一。奉レ賀二法皇御春秋之算一。(日本紀略後篇一。醍醐天皇時代)

宇多法皇ノ灌頂ノ時ニ光明ノ現ハレシコト。　延喜十年九月某日。太上法皇(宇多)登二天臺山一。於二座主增命房一受二灌頂一。其次。廻心御受戒。戒壇現二紫金之光一。天子聞レ之。遣レ使增命授二法眼和尚位一。(日本紀略後篇一。醍醐天皇時代)

皇太子ノ病死ハ菅帥靈魂宿忿ノコト。　延長元年三月二十一日乙未。是日子刻。皇太子保明親王薨　年二十一。天下庶人莫レ不二悲泣一。其聲如レ雷。擧レ世云。菅帥靈魂宿忿所レ爲也。(日本紀略後篇一。醍醐天皇時代)

殿中ニ白キ怪物又ハ死セル人ニ出會セシコト。　天慶六年四月二十二日己巳。午刻。太政官正廳。白色物有二踊鳴一。又修理進紀保實。於二貞觀殿內一。遇下去年五月所レ死之者上野太守親王出納大春日春連上。(日本紀略後篇二、朱雀天皇時代)

酒狂者上殿ノコト。　天暦二年四月十日今夜。殿上有二酒狂者一。(日本紀略後篇三。村上天皇時代)

天皇ノ御體ニツキト奏ノコト。　天暦元年六月十日御體御卜奏トアリ其後屢此卜奏ノコトアリ。天暦元年六月十日ノ條ニハ御體御卜。如レ例行レ之ノ記事アリ。是ヨリ以後一條天皇三條天皇後一條天皇ノ時ニ及ブマデ同樣ノ記事頻リニ見ユ。(日本紀略後篇四乃至十四)

狂女ガ人肉ヲ食フコト(女鬼)。　天德二年閏七月九日戊午。有二一狂女一。於二待賢門前一取二死人頭一食レ之。此後。往々臥二諸門一之病者乍レ生被レ食。世以爲二女鬼一。(日本紀略後篇四。村上天皇時代)

右大將師尹ガ立后節會ノ時失望シテ上氣セシコト。　天德二年十月二十七日甲辰。策二立女御從三位藤原朝臣安子一爲二皇后一。即日任二宮司一。立后日。右大將師尹讀二宣命一之間忽然氣上。不レ就レ列。(日本紀略後篇四)

政廳ニ鬼物之跡アリシコト。　應和元年五月二十日今日。辨官西廳壇上有二鬼物之跡一。(日本紀略後篇四。村上天皇時代)

犬婬ノコト。　應和二年四月十九日今日。出雲守橘奉胤宅下男一人與レ犬通婬。(日本紀略後篇四。村上天皇時代)

賀茂神社ガ老嫗有託宣ノコト。　康保三年五月二十五日己丑。奉二幣諸社一。伊石賀松平春稻。依二賀茂社鳴一也。左大辨橘好古參二賀茂上社一。讀二宣命一之間。老嫗有二託宣事一、(日本紀略後篇四。村上天皇時代)

皇太子ガ惱心ヲ惱マサレシコト。　康保四年二月十七日丙子。皇太子始惱レ心。非二尋常一。自二今日一及二四月一。(日本紀略後篇四　村上天皇時代)

流星之變異ニヨリ大赦ノコト。　康保四年九月十三日戊戌。詔二天下大赦一。常赦所レ不レ免者赦除。依二流星之變異一也。(日本紀略後篇五。冷泉天皇時代)

藤原千晴ガ平義盛ニ强奸セラレシコト。　(男色)安和元年九月十四日甲午。小除目。又被レ定下相模權介藤原千晴爲二武藏權介平義盛一被二强奸一之由勘問日記上。(日本紀略後篇五。冷泉天皇時代)

狂女ガ妖狐ト認メラレシコト。　天祿元年六月九日戊寅。式曹司内南舍庇上女一人撫レ髮。若是妖狐歟。(日本紀略後篇

六。圓融天皇時代）

僧遍斅ガ病惱ニ修法シ效驗アリ醫師トトモニ陞任ノコト。　天延二年十月十五日癸丑。任僧綱。法性寺座主遍斅任少僧都。依太政大臣（兼通）之病惱施驗力也。典藥頭清原滋秀敍正五位下。侍醫時原忠信敍從五位上。依療治功也。民部錄菅野惟貫可任外記闕之由。被下宣旨。（日本紀略後篇六。圓融天皇時代）

祈願ニヨリ水涌出ノコト。　天延三年八月十三日壬子。左大臣源兼明朝臣自作祭文。祈龜山乞水。水即涌出。（日本紀略後篇六。圓融天皇時代）

鬼物ガ侍從所ニ入リシコト。　貞元元年二月二十六日癸亥。近日。連夜鬼物行侍從所。（日本紀略後篇六。圓融天皇時代）

天災ニヨリ改元ノコト。　貞元元年七月十三日戊寅。詔書。改天延四年爲貞元元年。依災並地震也。有赦令。大內記紀伊輔作詔書。（日本紀略後篇六。圓融天皇時代）

流言ニヨリ世間一般ニ物忌ノコト。　天元三年五月一日癸卯。謠言。貴賤可物忌。仍車馬不往反。○三日乙巳。世間人人物忌。（日本紀略後篇七。圓融天皇時代）

藤原貞孝ガ鬼物ニ殺サレシコト。　天元四年九月四日　藏人式部丞藤原貞孝候殿上間。爲鬼物被殺。（日本紀略後篇七。圓融天皇時代）

齋院ニ強盜ノ入リシニ付卜占ノコト奉幣ノコト。　一條天皇正曆三年十一月九日戊戌。召神祇官有御卜。去四日齋院強盜事。二十六日乙卯。奉遣幣使於賀茂社。被申齋院強盜事也。（日本紀略後篇九）

狂人ノ言ニヨリ井水ヲ飲ミ疾病ヲ免レシコト（京之油小路西有小井。飲之水免疾病云）。　正曆五年五月十六日丁卯。左京三條南油小路西有小井。狂夫云。飲此水之者。可免疾病者。仍都人士女擧首來汲。（日本紀略後篇九。一條天皇時代）

疫病ヲ避ケンガ爲メニ石塔ヲ建テシコト。　正曆五年五月二十六日丁丑。依宣旨諸司諸家起石塔。依救疫疾也

（日本紀略後篇九。一條天皇時代）

妖言ニヨリ市中往還ヲ絶チシコト。　正暦五年六月十六日丙申。公卿以下至于庶民。閇門戸不往還。依妖言也。（日本紀略後篇九。一條天皇時代）

疫神ヲ祭リ神輿ヲ流セシコト。　正暦五年六月二十七日丁未。爲疫神修御靈會。木工寮修理職造神輿二基。安置北野船岡上。屈僧令行仁王經之講說。城中之人招伶人。奏音樂。都人士女賫持幣帛。不知幾千萬人。禮了送難波海。此非朝議。起自巷說。（日本紀略後篇九。一條天皇時代）

僧覺信ガ自燒ノコト。　長德元年九月十五日戊午。六波羅密寺住僧覺信。於菩提寺北邊燒身。花山法皇幷公卿等行向拜之。（日本紀略後篇十。一條天皇時代）

內大臣藤原伊周ガ東三條女院ヲ呪咀セシニヨリ貶官セラレシコト。　長德二年四月二十四日甲午。宣命。以內大臣藤原伊周朝臣爲太宰權帥。以權中納言同隆家朝臣爲出雲權守。去正月依奉射花山法皇。又奉呪東三條之聞也。又緣坐左遷之者。有其數。（日本紀略後篇十。一條天皇時代）

疱瘡ヲ稲目瘡疱ト呼ビシコト。　長德四年七月。今月。天下衆庶煩疱瘡。世號之稲目瘡。又號赤疱瘡。天下無免此病之者。但前信濃守佐伯公行不患此病。（日本紀略後篇十。一條天皇時代）

源成信・藤原重家相ヒ伴フテ出家ノコト（兩人トモ若年美容ナリ）。　長保三年二月四日丙午。今日。左大臣（道長）養子右近權中將源成信。與右大臣顯光息男右近少將藤原重家相伴。向三井寺出家。仍兩大臣驚向彼寺。（日本紀略後篇十。一條天皇時代）

東三條院ガ疾篤キニヨリ出家ノコト。　長保三年閏十二月十六日癸未。天皇行幸東三條院。還御之後。東三條院御出家依疾惱危急也。（日本紀略後篇十。一條天皇時代）

絹笠岳ノ神ガ靈託ノコト。　寛弘二年七月十八日甲子。絹笠岳御靈會也。去年。廣隆寺別當松興造小屋於門外。所奉

移也。而依有靈託。奉造内匠寮。仍今日奉祭也。（日本紀略後篇十一。一條天皇時代）

左大臣ノ祈願ニ佛前ノ火一時ニ付キシコト。　寛弘二年十月十九日甲午。左大臣（道長）供養木幡淨妙寺三昧堂。准御靈會。今日始三昧。左大臣於佛前取火打。誓言云『若依此功。我子孫相繼可施榮華者。此火一度可付也。』一度付之。衆人莫不感歎。（日本紀略後篇十一。一條天皇時代）

諸朝臣ガ他人ヲ咒咀セシニヨリ所刑ノコト。　寛弘六年二月五日辛卯。大原野祭。今日。於左近馬場被勘問奉咒咀中宮（彰子）・幷第二親王（敦成）・左大臣（道長）陰陽法師源念。又東宮傅藤原道綱卿奉勅。召大外記滋野善言。仰令明法博士勘申奉咒咀中宮幷第二皇子之者。佐伯公行朝臣妻高階光子。幷民部大輔源方理。幷妻源氏。其父爲文朝臣等罪名。先之。去月三十日厭物等出來云云。（日本紀略後篇十一。一條天皇時代）

夢想ニヨリ僧綱ヲ進メシコト。　長和二年十二月二十六日癸未。今日。以僧正慶圓爲大僧正。以權僧正濟信爲僧正。以大僧都明救爲權僧正。明救奉仕御修法之間。有御夢想。所任也。（日本紀略後篇十二。三條天皇時代）

疫神ノ託宣ニヨリ神殿ヲ建テシコト。　長和四年六月二十日戊辰。依疫神託宣立神殿。奉崇重也。（日本紀略後篇十二。三條天皇時代）

狂人ガ紫宸殿ニ入リシコト。　治安元年六月二十一日乙丑。上卿仰外記云。昨日。乳髮男一人。入自北陣。渡南殿。出左衞門陣。狂人云々。（日本紀略後篇十三。後一條天皇時代）

藤原道長ガ關寺ノ牛ヲ加葉佛ノ所化ナリトシテ禮拜ノコト。　萬壽二年五月十七日戊戌。入道大相國（道長）向關寺給。彼牛稱迦葉佛所化云云。（日本紀略後篇十三。後一條天皇時代）

比丘尼某ガ自カラ燒身ノコト。　萬壽三年五月十五日庚寅。今日。或比丘尼於鳥邊野燒身。（日本紀略後篇十三。後一條天皇時代）

胎内之男女ヲ區別スルニ付論議ノコト。　萬壽三年十二月九日辛巳。未時。中宮（威子）御産第一皇女（章子）。前日。

入道前太政大臣（道長）令主計助賀茂守道・并野寺別當仲尹令占男女之處。守道申男子。仲尹申女子。云云。（日本紀略後篇十三。後一條天皇時代）

雷ノ形ガ白鷄ノ如クナリシコト。

萬壽四年五月二十四日癸亥。雷電風雨。京中洪水流入。舍屋顚倒。豐樂院西第二堂爲雷火欲燒。即以撲消了。雷形如白鷄。云云。雷公墮於所々。（日本紀略後篇十三。後一條天皇時代）

疫癘旱魃ノタメ改元大赦ノコト。

長元元年七月二十五日戊午。詔。改元爲長元元年。依疫癘炎旱也。丙辰。御讀經結願。但常赦所不免者不赦。又高年云云加賑給。大赦天下。大辟以下罪皆赦除。（日本紀略後篇十四。後一條天皇時代）

伊勢ノ荒祭宮ノ託宣ノコト。

長元四年八月五日庚辰。召問祭主大中臣輔親。去六日伊勢荒祭宮託宣之趣。申云『齋宮頭藤原相通妻宅內作大神宮寶殿。詐假神威。誑惑愚氏。其罪已重。早可配流者』。（日本紀略後篇十四。後一條天皇時代）

神ノ託宣ニヨリ齋宮寮權頭藤原相通夫妻流嶋ノコト。

長元四年八月八日癸未。被定齋宮寮權頭藤原相通。並妻藤原小忌古曾等配流事。件夫婦共致不淨不信之由有託宣。相通流佐渡國。妻流隱岐國。（日本紀略後篇十四。後一條天皇時代）

恠異又大風ニツキ軒廊御卜ノコト。

長元五年七月十日己卯。有軒廊御卜。依石清水恠異也。○廿日己丑。軒廊御卜。宇佐宮寶殿去四月廿二日依爲大風顚倒事也。（日本紀略後篇十四。後一條天皇時代）

橘俊孝ガ無實ノ託宣ニヨリ勘氣ヲ蒙フリシコト。

長元五年八月二十日己未。仰明法道。令勘申出雲守橘俊孝言上杵築社頭顚倒。並託宣事無實之由。又以官位授人罪科事。（日本紀略後篇十四。後一條天皇時代）

天皇ノ病氣ニ誦經祈禱ノコト。

寬仁四年九月十三日辛酉。請廿口僧令轉讀大般若經。依御不豫也。○二十四日壬申。自今日。主上御瘧病。（日本紀略後篇十三。後一條天皇時代）

治安二年六月四日壬寅。於御所並東大寺興福寺被修大般若經法華經御讀經。依御不豫也。（日本紀略後篇十三。後一條天皇時代）

元慶二年十一月十六日丁未。先是。去年天皇聖體不豫。右大臣（基經）祈禱有瘥。是日身自向春日神社。奉幣。（日本紀略

前篇十九。陽成天皇時代）

後一條天皇ノ病ガ加持ニテ治セシコト。

長和五年九月十六日丁巳。天皇御悩危急。天台座主（慶圓）引率伴僧十口加持有其驗。令平癒給畢。（日本紀略後篇十三。後一條天皇時代）

三條天皇ガ疾篤ク落髪ノコト。

後一條天皇寛仁元年四月廿九日丁酉三條院太上天皇依不豫落飾（年四十二）（日本紀略後篇十三。後一條天皇時代）

皇太子ノ病ニ度者ヲ賜ヒシコト。

康和四年三月二日辛卯。今日。勅賜皇太子度者卅人。依御悩甚重也。（日本紀略後篇四。村上天皇時代）

正祐聖人ガ皇太子ノ病ニ修法ノコト。

康和四年三月二十八日丁巳。大和國高山寺聖人正祐依召參東宮。勤御修法。依東宮御悩也。四月十三日歸本寺。（日本紀略後篇四。村上天皇時代）

大臣ノ病氣ニ誦經給度者供養ノコト。

天暦三年正月廿六日庚午。此日。爲除太政大臣所悩。被諷誦於十六箇寺。（日本紀略後篇三。村上天皇時代）

天暦三年正月二十一日乙丑。今日。給度者五十人於太政大臣（忠平）家。爲除其所悩也。又修諷誦於十五大寺。依救大臣病也。（日本紀略後篇三。村上天皇時代）

安和元年六月十四日丙寅。今日。賜太政大臣度者三十人。依病悩也。（日本紀略後篇五。冷泉天皇時代）

萬壽四年十一月十四日庚戌。上東門院（彰子）仰諸寺。轉讀壽命經二萬六千餘卷。中宮（威子）令讀金光明經・涅槃經・維摩經等。關白左大臣（頼通）行萬僧供養。依祈入道前大相國（道長）之除病也。○十六日壬子。心譽僧都並法成寺供僧以下百人集五大堂。自修供養法。令百口僧滿百遍不動眞言。奉爲入道殿病悩消除也。○十八日甲寅今日。中宮（威子）奉爲入道禪下（道長）被行修法。左府（頼通）爲入道禪下集百口僧。令轉讀觀音經。○十九日乙卯。今日。於法成寺藥師堂爲入道禪下除病。中宮令百口僧行仁王經讀經。（日本紀略後篇十三。後一條天皇時代）

疫病ノタメニ誦經祈禱修祭ノコト。

延喜十五年十月十六日癸卯。巳一點。於紫宸殿大庭・建禮門・朱雀門第三所。有大祓事。為除疱瘡。又依仁壽三年・貞観五年例也。又於仁壽殿。屈請智徳名僧廿口。有御讀經事。戌刻。於建禮門前有鬼氣祭事。為除疱瘡。日來主上不豫。民間疱瘡轉發。（日本紀略後篇一。醍醐天皇時代）

天暦元年閏七月十九日辛未。　此日修臨時仁王會。是日來天變物怪。世間妖言。觸事甚多。又京中煩疱瘡者。已以有數。仍被祈之。（日本紀略後篇三。村上天皇時代）

天慶元年八年十四日乙未。　日來朱雀院。中宮（穏子）。太政大臣（忠平）。左右大臣家屈名僧。或令轉讀大般若經。或令演説仁王經。依疱瘡事也。是日。於建禮門前修鬼氣祭。○十五日丙申。為攘除疱瘡。於紫宸殿・建禮門・朱雀門三箇所有大祓。去月間。年卅以下男女煩小瘡。今月以後。尤熾盛。其瘡為體。或如粟。或如豆。去延喜十五年有此瘡。世俗號曰疱瘡云々。（日本紀略後篇三。村上天皇時代）

天暦元年九月七日戊午。　屈名徳僧百口於紫宸綾綺兩殿。限三箇日。令轉讀仁王經。依疱瘡之盛也。○十日辛酉。御讀經結願也。百僧各賜度者。（日本紀略後篇三。村上天皇時代）

天暦元年十月三日甲申。　奉幣伊勢以下十四社。被祈申疱瘡赤痢竝御藥平安之由。又被副獻例幣。（日本紀略後篇三。村上天皇時代）

康保三年七月七日庚午。　今日、宣五畿七道。三箇於諸寺有讀經。七大寺・延暦寺・東西寺・御靈堂上・出雲寺・祇園等也。依天下疾疫也。（日本紀略後篇四。村上天皇時代）

長保三年五月九日庚辰。　於紫野祭疫神。號御靈會。依天下疾疫也。是日以前。神殿三宇。瑞垣等。木工寮修理職所造也。又御輿内匠寮造之。京中上下多以集會此社。號之今宮。九日庚子。於十二門有轉讀大般若經事。依疾疫也。

長保三年閏十二月。始自去冬。至于今月七月。天下疫死大盛。道路死骸不知其數。況於斂葬之輩。不知幾万人。（日本紀略後篇十。一條天皇時代）

寛弘三年五月九日庚戌。　於紫野有祭疫神事、件祭。長保年中所始行也。世號之今宮祭。（日本紀略後篇十一。一條天皇

時代)

正暦四年六月廿日丁丑。於清涼殿、屈四十口僧、轉讀大般若經、五个日。爲消疾疫之難也。(日本紀略後篇九。一條天皇時代)

正暦五年四月廿五日丙午。於八省院東廊、大祓。依疾疫被奉幣也。廿七日戊申。奉幣伊勢以下諸社。爲救消疾疫也。天皇行幸八省院。廿八日己酉。御讀經始。依疾疫也。(日本紀略後篇九。一條天皇時代)

正暦五年五月三日甲寅。奉遣山陵使。爲救疾病也。七日戊午。御讀經竟。十一日壬戌。給五畿七道諸國可修仁王會之官符。爲攘疾病也。十三日甲子。於八省院大祓。依仁王會也。十五日丙寅。仁王會。廿六日丁丑。依宣旨諸司諸家起石塔。依救痢疫也。今日被行大赦。依疾病也。(日本紀略後篇九。一條天皇時代)

正暦五年七月廿一日辛未。　御讀經始。依疾疫祈也。

正暦五年八月八日丁亥。　釋奠。疾疫之年有宴座之例。仍行之。十日己丑。於大極殿以二百僧轉讀大般若經。依疾病也。自去四月至七月。京師死者過半。五位以上六十七人。

正暦五年十月十六日甲午奉遣山陵使。爲攘病難也。(日本紀略後篇九。一條天皇時代)

長德元年一月七日癸未。　於八省院大祓。依仁王會也。九日乙酉。仁王會。依天下疾疫也。匡衡草呪願文。七月。今年自四月至五月疾疫殊盛。至七月頗散。納言以上薨者八人、四位七人。正位五十四人。六位以下僧侶等不可勝數。但不及下人。(日本紀略後篇卷九。一條天皇時代)

長保三年三月十日壬午。於大極殿百座仁王講。仍天皇行幸八省陵。依疾疫祈也。廿八日庚子。於大極殿請千口僧讀壽命經。依天下疾疫也。四月十二日癸丑。於南殿竝建禮門・朱雀門等有大祓。依攘疾疫也。(日本紀略後篇十。一條天皇時代)

疫病ノ爲ニ誦經祈禱修祭ノコト

長和四年五月十五日甲午。臨時如法仁王會依天下疫疾也。六月二十三日辛未。

臨時仁王會。依疾疫也。（日本紀略後篇十二。三條天皇時代）

寛仁元年六月十四日辛巳。於御殿以十五口僧轉讀仁王經。九日。箇依天下疫癘消除也。（日本紀略後篇十三。後一條天皇時代）

寛仁年元六月二十三日庚寅。公家爲除疾疫書寫壽命經。崛一千口僧於大極殿被供養轉讀之。又給度者一人。（日本紀略後篇十三。後條天皇時代）

治安元年二月二十五日庚午。依天下疫疾奉幣二十一社。内記申障。權少外記中原師任奉宣命。但件宣命。兼日大内記菅原忠貞所草也。（日本紀略後篇十三。後一條天皇時代）

治安元年三月七日壬午。於大極殿崛千僧轉讀壽命經。依天下疾疫也。件經、公卿以下諸司以上分配書之。（日本紀略後篇十三。後一條天皇時代）

治安元年四月二十三日戊辰奉幣二十一社依祈雨竝消疾病難也。○二十六日辛未、自今日三箇日。於石清水以下十六社轉讀仁王經。依除疾疫也。（日本紀略後篇十三。後一條天皇時代）

治安元年七月十日癸未。於大極殿臨時仁王會。爲消疾疫也。（日本紀略後篇十三。後一條天皇時代）

治安元年六月十六日庚申。奉幣二十一社。依攘疾疫之難也。（日本紀略後篇十三。後一條天皇時代）

治安元年七月十日癸未。於大極殿臨時仁王會。爲消疾疫也。（日本紀略後篇十三。後一條天皇時代）

長元元年五月三日丁酉。於大極殿轉讀大般若經。請僧六十口。爲消疾疫旱魃之災也。（日本紀略後篇十四。後一條天皇時代）

長元三年五月十九日辛未。請千僧於大極殿。令讀壽命經。公卿以下依宣旨調進經卷。以天臺座主慶命爲講師。令祈消疾疫之災。○二十四日丙子。下知諸國。圖繪丈六觀音像。轉讀觀音經。爲消疾疫也。（日本紀略後篇十四。後一條天皇時代）

長元五年五月二十日庚寅。於大極殿請三百口僧。讀仁王經爲祈雨并除疫疾也。（日本紀略後篇十四。後一條天皇時代）

祈雨ノ爲メ讀經祈禱ノコト。

元慶二年四月三十日乙未。膏雨快澍。天下以爲仁王經之驗力也。（日本紀略前篇十九。陽成天皇時代）

元慶二年六月三日丁卯。自去月至此。亢陽不雨。名山大川能興雲致雨。並班幣祈雨。賀茂以下八社也。丹生川上加奉黑馬一疋。（日本紀略前篇十九。陽成天皇時代）

安和二年六月十九日甲午。御卜。依旱魃也。○二十四日己亥。以權少僧都寛靜於神泉苑令行請雨經法。又令陰陽博士道光於北山修五龍祭。小雨下。佛神之力也。○二十五日庚子。雨下。於大極殿被修祈雨讀經。○二十八日。御讀經終也。○十八日癸亥。依祈雨奉幣十一社。（木島、水主、火雷、恩智、平岡、座摩、乙訓、垂水、廣田、長田、生田）○二十二日丁卯。去夜雨快降。今夜大風暴雨。發屋折木。（日本紀略前篇五。冷泉天皇時代）

天祿三年六月二十日丁未。遣江阿闍梨元杲於神泉苑修請雨經法。限以九箇日。○二十八日乙卯。神泉苑御修法結願之間。無風件院南門顚倒了。大雨降。有效驗。給度者。（日本紀略前篇六。圓融天皇時代）

祈雨ノ爲メ讀經祈禱ノコト（續キ）。

天元五年七月十六日乙巳。祈雨。奉幣丹貴二社。使藏人左衛門尉藤原宣孝右衛門尉平恒昌。但內裏有御修法。仍於右衛門陣奉遣之。十八日丁未。自今日七箇日於神泉苑被修請雨經法。權律師元果勤任之。伴僧廿口。廿五日甲寅。神泉苑御修法。可爲結願也。而依少感應被延二箇日。廿七日。今日神泉苑御修法結願也。依有感應。遣勅使藏人民部少輔源時通。以權律師元果被補權少僧都。伴僧給度者。（日本紀略後篇七。圓融天皇時代）

永延元年五月廿一日壬午。奉幣丹貴二社。依祈雨也。使藏人。但內裏有修法。於左衛門陣立之。今日。右大臣爲光。參詣賀茂社。四位廿人。五位卅餘人。六位卅餘人前駈。○廿四日乙酉。自今日三箇日。於大極殿讀經。依祈雨也。又於神泉苑修請雨經法。○廿七日戊子。御讀經竟。（日本紀略後篇九。一條天皇時代）

長和五年五月廿九日壬申。奉幣丹貴二社。依祈雨也。（日本紀略後篇十三。後一條天皇時代）

寛仁二年五月廿一日壬午。於所々有甘雨御讀經定事。○廿四日乙酉。奉幣丹貴二社。依祈雨也。但於左衛門陣外被發遣之。宣命以不穢紙用之。不奏聞。（日本紀略後篇十三。後一條天皇時代）

寛仁二年六月三日甲午。軒廊御卜。令卜申炎旱事。今日。於大極殿請百口僧。讀仁王經。依祈雨也。○四日乙未。於

神泉苑。以阿闍梨仁海。修請雨經法。七箇日。(日本紀略後篇十三。後一條天皇時代)

寛仁三年五月十六日壬申。奉幣廿一社。依祈年穀竝祈雨也。丹貴二社。獻黑毛御馬。○廿四日庚辰。奉幣丹貴二社。依祈雨也。使殿上六位爲使也。○廿六日壬午。仁王會。依祈雨也。(日本紀略後篇十三。後一條天皇時代)

治安元年四月廿三日戊辰。奉幣廿一社。依祈雨幷消疾疫難也。(日本紀略後篇十三。後一條天皇時代)

長元元年五月三日丁酉。於大極殿。轉讀大般若經。請僧六十口。爲疾疫旱魃之災也。(日本紀略後篇十四。後一條天皇時代)

長元五年五月廿日庚寅。於大極殿。請三百口僧。讀仁王經。爲祈雨幷除疫疾也。(日本紀略後篇十四。後一條天皇時代)

長元五年五月廿四日甲午。於同殿。請三百口僧。仁王講。依祈雨也。○六月二日辛丑。天皇行幸大極殿。奉幣伊勢大神宮。依祈雨也。○十五日甲寅。臨時仁王會。依祈雨也。○廿七日丙寅。請千僧於大極殿。讀觀音經。依祈雨也。(日本紀略後篇十四。後一條天皇時代)

長元五年六月十五日甲寅。臨時仁王會。依祈雨也。(日本紀略後篇十四。後一條天皇時代)

長元五年六月廿七日丙寅。請千僧於大極殿。讀觀音經。讀觀音經。依祈雨也。從去二月至今月。大旱。山崎。攝津大江渡 宇治川等。歩行往還。(日本紀略後篇十四。後一條天皇時代)

長元六年四月廿五日庚申。依祈雨奉幣丹貴二社。(日本紀略後篇十四。後一條天皇時代)

長元六年五月二日丙寅。臨時御讀經。依祈雨也。(日本紀略後篇十四。後一條天皇時代)

長元六年九月十五日丁丑。奉幣丹貴二社。依祈雨也。(日本紀略後篇十四後一條天皇時代)

祈雨及ビ止雨ノ修法。元慶四年五月廿日 癸酉。快雨。勅錄公卿及近衞兵衞々門六府官人以下見在陣頭者。以穀倉院調布賜畢。公卿加賞内藏寮御服絹各有差。外記内記侍從以下者亦預焉。賀甘澍也。先是。有勅議定。始自廿二日。六箇日間。於賀茂松尾等社。將修灌頂經法。爲祈雨也。崇朝遍雨。故暫停止。是時。右大臣(基經)攝政。每遇水旱。側身修職。欲消去之。恭事神明。○廿二日乙亥。自廿日大雨。漸沒苗稼。由是於神泉苑修灌頂經法。限以三日。止

雨也。○廿四日丁丑 霖雨始霽。(日本紀略前篇十九。陽成天皇時代)

寛仁元年七月一日丁酉。召神祇官陰陽寮御卜。依霖雨也。○五日辛丑。奉幣丹貴二社。依止雨也。(日本紀略後篇十三。後一條天皇時代)

凶賊兵亂ノ平定ノタメ祈禱修法ノコト。

承平四年五月九日戊申。詔奉幣使於山陽南海道諸神祈平海賊。(日本紀略後篇二。朱雀天皇時代)

承平五年六月二十八日辛卯。奉幣諸社祈平海賊。(日本紀略後篇二。朱雀天皇時代)

承平六年三月五日甲午。小栗栖泰舜法師。於豐樂院率番僧。修大元法。爲消海賊也。(日本紀略後篇二。朱雀天皇時代)

天慶三年正月七日癸酉。遣使於伊勢大神宮。祈東國賊事。依宮中穢不奉幣物。(日本紀略後篇二。朱雀天皇時代)

天慶三年二月二十五日辛酉。今日。修仁王會。祈征夷賊事也。(日本紀略後篇二。朱雀天皇時代)

天慶三年八月二十日癸丑。奉幣石淸水以下十二社。依祈討南海凶賊也。(日本紀略後篇二。朱雀天皇時代)

天慶三年八月二十八日辛酉。奉幣於伊勢以下諸社。奉 封戶二十五烟石淸水八幡宮。依祈兵亂也。或本云。奉寄伊勢國員辨郡。(日本紀略後篇二。朱雀天皇時代)

天慶八年十月三十日癸巳。公家於八幡宮被修最勝王經長講。依往年東國賊亂事也。(日本紀略後篇二。朱雀天皇時代)

天曆元年三月二十八日。是日太上天皇(朱雀)於延曆寺講堂。令修法會。又有千僧供養。是爲救東西凶亂也。(日本紀略後篇三。村上天皇時代)

天曆元年九月十五日丙寅。召祭主大中臣賴基。於左衞門陣外。被仰依天變竝神託宣等。可有兵革事。可祈申之由。(日本紀略後篇三。村上天皇時代)

天曆三年四月二十七日庚子。太上皇於興福寺供養佛經又供千僧。依先年東國賊御願也。(日本紀略後篇三。村上天皇時代)

寛仁三年四月二十一日戊申。奉幣伊勢大神宮以下十社。依刀伊國賊徒事也。 伊勢・石淸水・賀茂・松尾・平野・稻荷・春

日・大原野・大神・住吉。（日本紀略後篇十三。後一條天皇時代）

怪異災變ノタメ誦經祈禱ノコト。　天暦元年閏七月十九日辛未。此日。修臨時仁王會。是日來天變物恠。世間妖言。觸事甚多。又京中煩疫癘皰瘡者。已以有數。仍被祈之。（日本紀略後篇三。村上天皇時代）

天暦二年九月二十八日癸酉。於内裏自今日限七箇日。始御修法。被祈鹿入八省院并物恠等。（日本紀略後篇三。村上天皇時代）

天暦三年七月二十五日丙寅。於辨官廳請卅口僧。令轉讀金剛般若經。爲消除物怪也。（日本紀略後篇三。村上天皇時代）

天德元年三月四日辛卯。奉幣六社。（石淸水・賀茂・松尾・平野・稻荷・大原野）。依天變恠異也。（日本紀略後篇三。村上天皇時代）

應和二年五月二十六日壬午。請百口僧於大極殿。令讀經。以此殿頻示恠異也。（日本紀略後篇四。村上天皇時代）

應和二年六月十八日甲辰。請卅口僧於淸涼殿。令轉讀仁王經。爲消物怪也。（日本紀略後篇四。村上天皇時代）

貞元元年十月十一日甲辰。被奉神寶於社。藩邸時御願也。天變地震事。同被祈申也。（日本紀略後篇六。圓融天皇時代）

天元三年十二月十三日壬午。奉遣伊勢以下諸社幣帛使。依内裏火事也。（日本紀略後篇七。圓融天皇時代）

天元五年十二月八日乙丑。奉遣伊勢以下諸社幣使。依内裏火事也。（日本紀略後篇七。圓融天皇時代）

正暦五年三月二日甲寅。奉幣十七社。祈申内裏放火之者可顯之由。依貞觀八年應天門放火之例也。（日本紀略後篇九。一條天皇時代）

祈年祈雨ノタメ誦讀ノコト。　寛仁三年五月十六日壬申。奉幣廿一社。依祈年穀并祈雨也。（日本紀略後篇十三。後一條天皇時代）

長元五年五月七日丁丑。祈年穀奉幣廿一社。（日本紀略後篇十四。後一條天皇時代）

長元五年八月三日壬寅。祈年穀奉幣諸社定。○九日戊申。奉遣奉幣諸社使。依祈年穀也。（日本紀略後篇十四。後一條天皇時代）

長元五年八月九日戊申。奉遣諸社使。依祈年穀也。（日本紀略後篇十四。後一條天皇時代）

長元七年二月九日庚子。奉幣廿一社。依祈年穀也。辭別天變也。(日本紀略後篇十四。後一條天皇時代)
長元八年六月三日乙卯。奉幣廿一社。依祈年穀也。(日本紀略後篇十四。後一條天皇時代)
天變怪異霖雨疾病ノ爲ニ諸社ニ奉幣ノコト。　正暦五年八月廿一日庚子。奉幣諸社。依天變恠異霖雨疾病事等也。(日本紀略後篇九。一條天皇時代)

三十三、扶桑略記抄讀

祈狩ノコト。　十二月。誕生皇子。則譽田天皇是也。明年辛巳。皇后命于武内大臣。白懷皇子。横出南海。泊於紀伊國水門。皇后之船難波。南詣紀伊國。爰麛坂皇子窃企謀反。與弟忍熊《オシクマ》皇子祈狩《ウチヒカリ》之日。赤猪出來。咋殺於兄麛坂皇子。其後弟忍熊皇子。與大臣武内宿禰合戰。時忍熊王子沈瀨田濟薨。(扶桑略記第二)

小竹祝ト天野祝ト合葬ノコト(相互親友、男道?)。　神功皇后攝政以前。武内大臣及群臣等。欲征忍熊王子。時晝晤如夜。稍多日。皇后曰。是大恠也。可問古老。時有一老父曰。此恠合葬所爲也。推問。小竹祝與天野祝。共爲善友。而小竹祝死。天野祝血泣曰『吾交友死也。吾何无同穴乎』。則伏屍側而自死。仍合葬也。乃開墓見之。實如其言。因玆。改棺異處理之即日暉炳燦。日夜有別。(扶桑略記第二)

一面兩身ノ人ノコト。　仁德天皇六十五年丁丑飛彈國有人。名曰宿儺。一身兩面也。每面各相背。面頂相合无項矣。各有手足。力多輕捷。左右帶劒。四手各用弓矢。不從皇命。掠略人民。仍以和珥臣之祖難波根子等令誅。(扶桑略記第二)

反正天皇ガ聯齒大牙長身ノコト。　反正天皇。(十九代號瑞齒天皇。拾六年王子歳生。王子男一人女三人。元即位人)仁德天皇第四子。母皇后磐之媛也。丙午歳正月二日戊寅生。年五十五即位。天皇生時。齒如一骨。足下有井。世謂瑞井。則汲此水。沐浴太子。故云瑞齒皇子。容貌美麗。身長九尺二寸五分。齒長一寸二分。上下等齊。猶如貫玉。(扶桑略記第二。反正。天皇時代)

允恭ノ皇太子ガ姉ト交通ノコト泣ヒニ戀ノ爲ニ死セントセシコト。

允恭天皇廿四年乙亥六月。御膳羹汁凝而作氷。御器破分。天皇異。占其由緒。奏曰『是有內亂。親々相姧』。于時有人言『皇太子木梨姧於同母姉輕大娘皇女。竊通乃懷少息』。推問之處。辭既實也。輕大娘容顏艶美。皇太子恒念相合。大娘恐有罪。不承諾。然太子其思殊甚。殆將及死。仍竊交通云々。詔曰『太子是儲君也。免宥其罪。但大娘皇女配流伊與國焉』。（扶桑略記第二〇允恭天皇時代）

大草香ノ皇子ノ三臣ガ主君ノ變死ヲ悲ミ殉死セシコト。

安康天皇元年。圍大草香皇子之家而誅戮之。于時難波吉師日香蚊父子。並仕于大草香皇子。父子共傷。則父抱皇子之頸。二子各執皇子之足。唱泣云『吾君無罪賜死。悲乎傷哉』。父子三人卽自刎首於皇子屍之側。（扶桑略記第二安康天皇時代）

雄略天皇ガ生時ニ奇瑞アリ。多ク人ヲ殺シ大惡天皇ト稱セラレンコト。

雄畧天皇生時。神光滿室。長而健過人倫。以心爲師。多殺人類。天下皆言。大惡天皇也。（扶桑略記第二、雄略天皇時代）

雄略天皇二年戊戌七月。百濟池津媛。違天皇將幸。婬於石河楯。天皇大怒。詔大伴室屋大連。使來目部張其夫婦四支於木上。以火燒死。○同年十月。奉吉野宮。拔刀斬大津馬飼。國內之民。咸皆振怖。（扶桑略記第二、雄略帝時代）

雄略天皇ガ我貌ヲ幻視シ之ト問答セシコト。

雄畧天皇四年庚子春三月。天皇獵於葛城山。忽見長人來。面貌容儀相天皇。天皇知是神人。猶故問曰『何處公乎』。長人對曰『先稱王諱。然後可道』。天皇答『朕幼武尊也』。長人次稱曰『僕是一言主神也』。遂馳逐鹿。相辭發箭。並轡馳騁。言詞恭恪。有若逢仙。於是日晚。神送天皇。是時百姓咸言。有德天皇也。（扶桑略記第二、雄略帝時代）

雄略天皇ガ暴猪ヲ蹈殺セシコト。

雄畧五年辛丑二月。天皇獵葛城山。嗔猪暴出。天皇擧脚蹈殺之矣。（扶桑略記第二。雄略帝時代）

大蛇ヲ神トシ捕ヘシコト。

雄略天皇八年。天皇詔蜾蠃曰『欲見三諸岳神形。汝膂力過人。自行捉來』。則昇彼岳。捉得大虵。奉示天皇。天皇暫見之。目精赫々。天皇大畏。掩目不見。入殿中。令放之。仍改賜名爲雷神。（扶桑略記第二。雄略

大石少麿ガ白狗ニ化セシコト。　雄略天皇十三年巳酉。播磨國人大石少麿。有レ力强心。路頭抄劫。不レ使レ通。又斷二商買一。悉奪二其物一。兼違二國法一。爰天皇遣二春日小野臣大樹一。領二軍兵一百人一。持レ火令レ燒。于時自二火炎中一。白狗暴出。逐二大樹臣一。其大如レ馬。爰大樹臣神色不レ變。拔レ刀斬レ之。卽化爲二大石少万呂一矣　（扶桑略記第二。雄略帝時代）

浦島子ガ大龜ニ乘リ龍宮ニ遊ビシコト。　雄略天皇廿二年七月。丹後國余社郡人水江浦島子。乘レ舟而釣。遂得二大龜一。眠間示曰『有レ感來悟』。後見龜化爲レ女。髣髴如二薄雲之蔽一レ月。驃騷若二流風之廻一レ雪。綠黛日レ額。丹脣耀レ瞼。其形甚艶。非レ可二馴懷一。島子失レ度。迷神云『何人到レ此而亂二我懷一』。神女對曰『春秋易レ過。披霧難レ遇。請君破レ疑。欲レ得レ近席。妾有二劣計一。願近二於君一。可乎以不』。島子對曰『僕有レ所二恐疑一。具欲レ由來』。神女曰『妾蓬萊金臺女也。父兄皆在レ堂也。玄都之人。與レ天長生。與レ地久徂。喰以二石流一。飮以二玉醴一。駕二遼川之鶴一。逍二遙於雲路一。乘二葉縣之鴨一。偃二息於瑰室一。是名二常世國一也。君欲レ取二常世之壽一。廻可レ赴二蓬山一』。浦島子許二諾指於蓬萊長生一。神女曰『君暫可レ眠』。島子隨而眠間。屆二于海中大島一。神女與二浦島子一。携レ手下レ舟。遊行數里。到二一大宅一。神女排レ門入レ內。島子佇二立門外一。七少子過而語二島子一曰『吾是龜娘之流仇乎』。暫待。亦八少子到曰『是龜娘之仇也』。然後神女出來曰『七少子是昴星。八少子亦畢星。君得レ昇レ天。宜レ无二其疑一』。卽引二內庭一。到二于賓館一。昇二鏡臺一。寢二於翡翠之帳一。而止宿矣。琴瑟吹歌。界二於下界一也。神女父母。抱レ腕相憐。於レ是命二于厨宰一。薦二玉液磐髓之美餚一。進二雲飛石流之芳菜一。朝從二瑤池一。戲二毛羽之靈容一。夕入二瑰室一。接二神女之襟袖一。島子忘二其歎娛一。唯思二父母一。神女見二其憂色一。具問二由緒一。島子對曰『鳥有二南枝之思一。馬有二北風之悲一。況離レ士之人乎。暫還二故鄕一。以慰二此思一』。神女含レ情未レ吐。流淚如レ雨。臨レ別。抱レ腕徘徊。授以二玉匣一。誡曰『勿レ開レ見之』。島子約諾。遂歸二舊里一。已上　（扶桑略記第二、雄略帝時代）

穴穗間人皇女ガ金色ノ僧ヲ夢ニ見テ妊ミシコト。　欽明天皇三十二年辛卯正月一日甲子。天皇第四皇子。橘豐日尊（用明天皇也）之妃穴穗間人皇女。夜夢二金色僧一。容儀大艶。謂曰『吾有二救世之願一。願覽レ宿二后腹一』。妃問云『爲レ誰』。僧曰『吾救世菩薩。家在二西方一』。妃答『妾腹垢穢。何宿二貴人一』。僧曰『吾不レ厭二垢穢一。唯望レ尠レ感二人間一』。妃答『不二敢辭讓一。左右隨レ命』。僧懷二

懽色。躍入口中。妃即驚悟。喉中猶似呑物。自此以後。始知有娠。經于八月。言聞于外。（扶桑略記第三。欽明帝時代）

八幡大明神出現託宣ノコト。

又同比。八幡大明神顯於筑紫矣。豐前國 宇佐郡 厩峯 菱瀉池之間。有鍛冶翁。甚奇異也。因之大神。比義絶穀。三年籠居。即捧御幣祈言。『若汝神者。我前可顯』。即現三歳少兒云。以栄託宣云。『我是日本人皇第十六代。譽田天皇 廣幡八幡麿 也。我名曰護國靈驗威身神大自在王井。國々所々。垂跡於神門。初顯坐耳』。一云。八幡大井初顯豐前國 宇佐郡 馬城岑。其後移於菱形少倉山。今宇佐宮是也。已上出彼縁起文。（扶桑略記第三。欽明帝時代）

三野國ノ狐ガ人ヲ化シ人ニ嫁シテ子ヲ生ミシコト。

欽明天皇同御代。三野國 大野郡人。爲覓好妻。乘路而行。時曠野中過於姝女。語言。『成我妻耶』。答言。『聽』。即時將家。交通懷妊。生一男子。時其家犬。十二月十五日生子。彼犬之子。毎向家室嘷吠《アヱホユ》。家室脅惶。告家長言。『此犬打殺』。雖然慈心。而猶不殺。二月三月之頃。設年米舂時。其妻於稻舂等。將死間食。入於碓室。即彼犬子將咋家室。而退吠。即驚深恐。成野干。登籬上而居。家長見言。『汝與我之中子相生。故吾不忘。毎來相寐』。故隨夫語而來寐。故名爲岐都禰也。時彼妻著紅染裳。今云桃花裳也。其令生子名伎都禰。是人强力多有。走疾如鳥飛。已上靈異記 私云。聖武天皇時。名三野狐者是子歟。（扶桑略記第三。欽明帝時代）

聖徳太子誕生之奇瑞。

敏達天皇元年正月朔日。橘豐日皇子之妃。巡第中。至于厩下。不覺有産。惣經一十二箇月矣。女孺驚抱。疾入寢殿。妃亦无患。安宿帳内。皇子驚詢。侍從會庭。忽有赤黄光。至自西方。照曜殿内。良久而止。敏達天皇乍聞此異。令驚而問。復有照曜。天皇太異。勅群臣曰。『此兒。後必有異於世』。夏四月後。能言能語。知人擧動世謂聖徳太子是也。（扶桑略記第三。敏達帝時代）

聖徳太子ガ二歳ノ時ニ南無佛ヲ稱ヘシコト。

豐日皇子一男耳聰王子二歳之時稱南無佛二年癸巳二月十五日。平旦。豐日皇子一男耳聰王子生始二歳。合掌東向。稱南無佛。是聖徳太子也。（扶桑略記第三。敏達帝時代）

聖徳太子ハ南岳思大師ノ後身ノコト。

敏達天皇六年丁酉六月二十二日。相當陳大建九年。南岳思大師入寂之日也。由靈應傳第四卷之文。引合和漢年代暦計之也。

私聞。今案。聖德太子。是南岳大師後見也。鑒眞和尙云。南岳思禪師遷化之後。託生倭國王子。興隆佛法。濟度衆生。倭國王子者聖德太子也」。又慈覺大師奏狀云『大唐 南岳思禪師之後身聖德太子。以不世德。傳生此國。然太子年六歲。時南岳大師入滅後身之義。年序同時也。其意如何。本傳云。先身念禪比丘。或本云。前身思禪師矣。（扶桑略記第三。敏達帝時代）

聖德太子六歲ノ時貢獻ノ佛經ヲ見ント欲シ且自カラ前生ヲ說キシコト。

敏達天皇六年十月。遣大別王於百濟國。經論持來。竝律師・禪師・比丘尼・咒師・禁師・佛工等六人來朝。件律師佛工等。安置難波大別寺。耳聰皇子奏曰『兒情欲見將來經論』。天皇問之何由。皇子奏曰『兒昔在漢。住衡山峯。歷數十年修行佛道。佛之垂敎。非有非無。諸善奉行。諸惡莫作。故今欲見百濟所獻佛經幷諸論』。天皇大奇。問云『汝年六歲。猶在朕前。何日在漢。何以詐言』。皇子奏曰『兒之前身。意之所慮』。天皇拍手太異。所聞群臣。亦太鳴舌拍手而奇。藥垣法花驗記云『敏達天皇六年丁酉。百濟國獻經論二百餘卷。此經論中法華同來』。（扶桑略記第三。敏達帝時代）

佛像ヲ毀破セシ罰ニテ疱瘡流行ノコト。

敏達天皇十四年三月。大連物部弓削宿禰守屋。竝中臣勝海連等。嫉妬蘇我。遏絕佛法。奏曰『始自先帝之代。至于今上踐祚。疫疾未息。人民可絕。良由蘇我臣等興行佛法』。詔偁『宜斷佛法』。八耳王子云。（上宮太子也。）『二臣未識因果之理。修善福至。行惡禍來』。二臣不聽。自詣於寺。斫倒堂塔。毀破佛像。縱火燒之。奪取三尼法服。竝亦加笞。斯日無雲。而大風雨。于時。天皇與大連等。忽發患瘡。凡天下瘡發。屍骨充盈。其患瘡者皆言。如燒如斫。是燒佛像之禍也。（扶桑略記第三。敏達帝時代）

雷神ノ形ガ小兒ニ似タルコト。小兒强力ノコト。雷言ニヨリ子ヲ孕ミシコト。 雷神報恩ノコト。 惡奴ノ靈ガ鬼ニ化セシコト。

敏達天皇十四年八月十五日。天皇春秋二十四歲。崩。此天皇時。尾張國阿育知《アユチ》郡。有一農夫。夏日漑田。于時。天曀々雷雨。避雨樹下。支耒而立。俄而雷墜。其前。狀如小兒。擧耒將擊。雷語夫曰『汝莫害我。々必報汝』。夫問雷云『汝何以報恩』。雷答云『我令汝生異兒。以此報汝。今所望。爲我造一楠舟。其中盛水。泛以竹葉。急速與我』。遂如二雷言一。以レ舟與レ之。雷得レ舟作レ便。須臾登レ天。居數月。又妻有レ身。及レ期生レ男。其體可レ驚。靈蛇纏二繞兒頭一。凡三匝。首尾相至。併垂二於後一。父甚異レ之。童子年十有餘。甚有二膂力一。能擧二方八尺石一。投二之數丈一。及レ投二其石一。作レ力。足迹入レ地三四寸許。童子師二事元興寺僧一。（名闕）時寺鐘堂有レ鬼。每夜殺二推レ鐘者一。童子見二衆僧一。請二能止二鬼殺一。衆僧甚悦。其夜。童子登レ堂。推レ鐘。未レ及二數下一。鬼來形見。童子便捽二鬼頭一。鬼與二童子一「便」爭レ力相持。鬼引欲二外出一。童子引欲二內入一。天曉。鬼甚欲二脫去一。童子急握二鬼髮一。鬼髮剝落。皮宍兼存。鬼卽逃去。明日見二地有一レ血。尋レ迹求レ之。至二寺邊陌上一而止。驗レ之。寺家昔日所レ埋二惡奴一之處也。卽知二惡奴之爲一レ鬼。由レ是鬼害遂絕。鬼髮見在二元興寺寶藏一。累代相傳。（已上本傳）童子後得二元服一。爲二優婆塞一。猶住二元興寺一。其寺作レ田引レ水。諸王等妨不レ入レ水。田燒亡。時優婆塞言『吾引二田水一』。衆僧聽レ之。故十餘人可レ荷作二鋤柄一。以立二水門口一而居。諸王等鋤柄引棄。塞二水門口一。而不レ入二寺田一。優婆塞亦取二五百人引石一。塞二於水門一。入二於寺田一。王等恐二優婆塞之力一。而終不レ犯。故寺田不レ渴。而能得レ之。故寺衆聽レ令二得度而出家一。名號二道場一。後世人傳謂。元興寺道場。法師强力多有。是也。

（已上出二靈異記一）（扶桑略記第三。敏達帝時代）

惑星ガ人化シテ歌ヒシコト。

敏達天皇九年庚子夏六月。有レ人。奏曰『有二土師連八島一。唱歌絕世。夜有レ人來。相知爭歌。音聲非レ常。八島異レ之。追尋至二住吉濱一。天曉入レ海者。耳聽王子奏曰『是熒惑星也。此星降化爲レ人。遊二童子間一。好作二謠歌一。歌二未然事一。蓋是星歟』。天皇太善。（扶桑略記第三。敏達帝時代）

日羅ガ身ヨリ光ヲ放チシコト。

敏達天皇十二年癸卯七月。百濟國客日羅來朝。身有二光明一。狀如二火焰一。厩戶王子相會淸談。日羅合掌言『敬禮救世觀世音。傳燈東方粟散國』。日羅大放二身光一。如二火熾炎一。王子亦自二眉間一放レ光。如二日暉枝一。須臾卽止。厩戶王子語二左右一云『兒昔在レ漢。彼爲二弟子一。常拜二日天一。故身放二光明一。捨生之後。必生二天上一』。（扶桑略記第三。敏達帝時代）

物部守屋ガ四天王ノ矢ニ當リシコト。

用明天皇二年秋七月。厩戶皇子與二諸皇子竝大臣馬子一。引二率軍兵一。從二志紀郡一到二澁河家一。征二討大連一矣。厩戸皇子未レ及二元服一。年十六。隨二大軍後一。爰大連守屋率二子弟及奴等一。築二稲城一而接戰。其兵强盛。塡レ家溢レ野。皇軍恐怖。三廻却還。其時皇子發二大誓願一。取二白膠木一。刻二四天王像一。置二於頂髮一。命二舍人迹見赤檮一。使レ放二四天王矢一。則中二大連之胸一。被レ誅已畢。令三秦川勝斬二大連頭一。守屋子孫眷屬皆以逃散。時人有レ言。蘇我之妻。是守屋妹也。大臣用二妻計一。殺二大連一也。以二水田一万頃一。賜二迹見赤檮一。或記云。迹見者姓也。赤檮者名也。其名訓讀伊知毗也。（扶桑略記第三。用明帝時代）

聖德太子ガ法興寺ノ未來ヲ豫言ノコト。

推古天皇四年冬十一月。法興寺造了。天皇設二无遮會一。供二養之一。今元興寺是也。其時。有二一紫雲一。如二花蓋形一。降レ自二天上一。圓二覆塔上一。又覆二佛堂一。變爲二五色一。或爲二龍鳳一。或如二人畜一。良久向二西方一去。合掌目送。語二左右一曰。此寺感レ天。故有二此祥一。但三百年後。霜露霑レ衣。五百年後。塔殿亡矣。（扶桑略記第三。推古帝時代）

聖德太子ガ前生ヲ百濟使者ニ語リシコト。

推古天皇五年丁巳夏四月。百濟王使。王子阿佐等來朝貢。『僕聞。此國有二一聖人一。僕自拜レ覲。情願足矣。』太子聞レ之。直引二殿內一。阿佐驚拜。熟見二太子之顏一。復左右手掌。左右足掌。更起再拜兩段。退而出レ庭。右膝著レ地。合掌恭敬曰。『敬禮救世。大慈觀音。妙敎流通。東方日國。四十九歲。傳燈演說。』大慈敬禮竝。太子合レ目。須臾眉間放二一白光一。長三丈許。良久縮入。阿佐更起。再拜兩段而出。太子語二左右一曰。『是我昔身爲二我弟子一。故今來謝耳。』時人太奇。（扶桑略記第三。推古帝時代）

聖德太子ガ甲斐烏駒ニ乘リ雲ニ御シ去リ三日ノ後ニ歸リシコト。

推古天皇六年秋九月。太子試馭二甲斐烏駒一。浮レ雲東去。侍從仰觀。麿獨在二御馬之右一。直入二雲中一。衆人相驚。三日之後。廻レ轡歸來。語二左右一曰。『吾騎二此馬一。躡レ雲凌レ霧。直至二附神岳上一。轉至二於信濃一。飛如二雷震一。經二三越一竟。今得二歸來一。麿汝忘レ疲隨レ吾。寔忠士也。』（扶桑略記第三。推古帝時代）

聖德太子ガ我前身ヲ說キシコト。

推古天皇十五年丁卯五月。太子奏曰。『臣之先身。修二行漢土一。所レ持之經。今在二衡山一。望遣レ使乎。將來比二校所レ誤之本一。』天皇太奇。左右依奏。誰合レ使乎。太子遍相二百官之人一。奏曰。『小野妹子合レ相。』秋七月妹子遣二於大唐一。太子令二妹子一曰。『大隋赤縣之南。江南道中。有二衡州一。州中有二衡山一。是南岳也。山中有二般若臺一。登レ自二南溪一。下入二滋松中一三四許里。門臨二谷口一。吾昔同德。皆既遷化。唯有二三軀一。汝宜下以二此法服一。稱二吾名一而贈上レ之。復吾昔身在二其臺時。所持法花經。複爲一卷。乞受將來』。妹子到彼。問彼土人。遂届衡山。如太子命。入自南溪。比至門側。有一沙彌。在門之内。唱云『思禪師使人至來。』有一老僧。策杖而出。又有二老僧。相續而出。相顧含笑。妹子三拜。言語不通。書地而語。各贈法服。老僧書地曰。『思禪師於彼何號。』妹子答曰。『我日本國。元倭國也。在東海中。相去三年行矣。今有聖德太子。崇尊佛道。流通妙義。自說諸經。兼製義疏。（私云。太子。推古天皇十七年以後作諸經疏。何云兼製義疏乎。）承其令旨。取昔身所持複法華經一卷。餘無異事。老僧等大歡。命沙彌取之。須臾取經。納一漆篋而來。語妹子。語妹子曰『是經竝篋。思禪師之所持也。思禪師在此隮倦續經。眠而燒經。有一點處。僧等授經。竟指南峯上一石塔云。彼思禪師遷化骸骨之塔也。于今三十六歳矣。妹子受辭。拜而別去。三老各僧喪物納一篋。答曰。贈之。竝有封書一篋。（扶桑略記第四。推古帝）

推古天皇ノ夢想ノコト。

推古天皇六年秋八月。新羅王獻孔雀一雙。天皇看奇其美麗。太子奏曰。『是不足恠。有稱鳳者。在南海丹穴之山。非聖人德。不能致之。』天皇曰。『夢見之。』太子云。『遐壽之表也。』（扶桑略記第三。推古帝時代）

聖德太子ガ夢殿ノ奇跡ノコト。太子入室シテ未定ヲ知リシコト。

推古天皇十六年九月望月。太子在斑鳩宮。入夢殿内。此殿在寢殿之側。一月三度沐浴而入。明旦談海表雜事。及製諸經疏也。若有滯義。卽入此殿。常有金人。生自東方。告以妙義也。閉戸不開。七日七夜。不用御膳。不召侍從。八日朝。玉机上有一卷經。太子曰『是吾先身所持法華經也。妹子先持來者。吾弟子經也。此經有三十四字。諸本所无也。（私曰。前文云一字落。今謂三十四字。相違如何。三十四字可尋）。（扶桑略記第四推古天皇條）

聖德太子ガ自カラ薨去ノ時ヲ豫言セシコト。

推古天皇二十九年辛巳二月二十二日。聖德太子薨于斑鳩宮。時年四十九。先是。天皇勅遣田村皇子。屢問太子之病。其勅曰『朕聞。太子寢病。將以遷化他界。每加慰問。言與涕竝痛乎哀哉。其難再遇。若有所願。朕將隨之』。太子曰『臣幸以宿因。忝生皇門。欲報之德。昊天罔極。況非其器。久以執柄。聖恩未酬。浮生將盡。以此爲思。亦无所願。但欲以熊凝獻朝庭成大寺。是只保護皇胤之故也』。天皇且悲且喜。

以平群郡熊凝精舍成大伽藍。今謂大安寺是也。」一云。二十年壬午二月五日。太子在斑鳩宮。命妃沐浴。太子亦沐浴。服新染衣袴。語妃曰。『吾今夕遷化矣』。妃亦服新染衣裳。臥太子副床。明旦。太子竝妃久而不起。乃開殿戸。遷化。群臣百僚如亡父母。悲泣之聲滿於行路。天皇聞看。擧音大哭。車駕臨宮。失聲叫躍。大臣已下復大擗踊。相謂。日月失「光」輝。天地既沒。大臣携棺。將斂太子竝妃。其容如生。其身太香。擧太子屍。輕如衣服。妃亦同之。造於雙棺。葬送之儀。同於乘輿。陪從之人各擎雜花。釋衆讃唄道之左右。百姓各擎時花。或失聲大哭。或佛歌連韵。不待官告。素服皆著。荼毗之後。諸國百姓。遠來回墓。相聚叫哭。日夕不絶。五十日後。漸有減少。已上太子薨年二說。共出傳文。私云。聖德太子。敏達天皇元年壬辰歲正月朔日誕生。其後至于推古天皇第二十八年庚辰。合四十九年也。而遷化之年。既云四十九。何謂推古天皇二十九年辛巳及第三十年壬午間兩說下同哉。共是非也。薨年四十九。若是作傳之人恐筆誤歟。已上私詞也。取捨亦任後賢之是非焉。」太子之男。大兄王。恭敬太子先身所持法華經。六時拜禮。然十月十三日夜半。忽失此經。不知所去。今在法隆寺。妹子持來弟子之經。太子所造寺等。合九院也。天王寺・法隆寺・元興・中宮・母后宮爲寺也。橘寺・蜂岡賜秦川勝。蜂岡者廣隆寺也。・池後・葛城・日向寺等也。」已上傳文」（扶桑略記第四。推古帝時代）

衣縫伴造義通ノ病ガ佛德ニヨリテ癒エシコト。

推古天皇三十六年三月。天皇崩同代。有衣縫伴造義通者。忽得重病。兩耳竝聾。惡瘡遍身。歷年不愈。自謂宿業所招。非但現報。長生爲人所厭。不如行善遄死。乃掃地餝堂。屈請義禪師。先潔其身。香水澡浴。依邂逅聞方廣經。於見發希有想。白禪師言『今我片耳聞一𦬇名。故唯願大德忍勞拜』。依禪師重拜。片耳既聞。義通歡喜。亦請重禮。禪師更拜。兩耳倶聞。遐邇聞者莫不驚恠。已上出藥師寺景戒靈略記之文。（扶桑略記第四推古帝時代）

子部大神ノ祟ニテ寺塔多ク燒ケシコト。

皇極天皇十一年ノ條。大安寺記云。施入百濟大寺封邑三百戸・良田三百町。竝種々財寶。又合諸惠衆學侶。集置寺中。此時。始起京都造寺司等。多伐寺側社樹。子部大神含怒放火。燒寺竝塔。天皇愁悶之間。寢膳乖常經月。（扶桑略記第四。舒明帝時代）

山背大兄ガ最期ノ瑞兆ノコト。

皇極天皇二年十一月十一日丙戌。亥時。蘇我大臣之男入鹿。爲殺山背大兄王等。遣巨勢臣德太子等。率兵襲斑鳩宮。爰大兄王。卽取獸骨。投置內寢。率子弟等。竊出隱瞻駒山。兵車燒斑鳩宮。見灰中骨。軍衆皆謂『大兄王死』。解圍退去。則大兄王謂左右曰『我以一身。豈煩万民』。入山經六个日。還斑鳩宮。辛卯日。自死。

于時。瑞雲變爲五色幡蓋。種々伎樂照灼於空。一説云。宗我《ソガ》大臣之兒入鹿等發惡逆計。殺聖德太子之子孫男女二十三人。王死罪殺害。王子等出自山中。入斑鳩寺塔中。立誓願言『吾拾五濁之身。施八逆之臣。魂遊蒼旻之上。陰入淨土之蓮』。擎香大誓。香氣郁烈。上通煙雲。種々仙人之形。種々天女之形。向西飛去。光明炫耀。天花雰散。音樂妙響。時人仰看。遙加敬禮矣。入鹿之父蘇我大臣蝦夷。聞而嘆言『太子子孫。横殺害之。我等亦亡不久』。（扶桑略記第四。皇極帝時代）

斑鳩宮ノ奇事ニ巫覡ガ争ヒテ神宣ヲ申立テシコト。

皇極天皇三年甲辰三月八日。東方種々雲氣飛來。覆斑鳩宮。上連于天。良久而銷。又有種々奇鳥。自上下。自四方。飛來悲鳴。或沖天。或居地。良久即指東方去。天下生民塡道合門。哭愴之聲日夕不輟。又池河魚鼈咸自死爛。池水皆變爲血太皃。京師巫覡爭陳神語。（扶桑略記第四。皇極帝時代）

鞍作臣ガ虎ヲ友トシ奇術ヲ受ケシコト。

皇極天皇四年乙巳。高麗學問僧等言『同學鞍作臣（得志）鞍作者入鹿也以虎爲友。學取其術。或使枯山變爲青山。或使黃地變爲白水。種々奇術。多以究習』。又虎授針曰『愼矣。愼矣。勿令人知。以此治痾。无不差愈』。果如所言。其針隱置柱中。後時虎折其柱。取針走去。高麗國知其得志欲歸本國。與毒殺之。（同上）

蘇我蝦夷ガ鬼道ニ墮チシコト。

皇極天皇四年六月。皇極天皇出大極殿。召入鹿。入鹿爲人多疑。晝夜持劍。鎌子連戲。令解劍入侍于座。中大兄皇子自執長槍。隱於殿側。鎌子連等。帶弓矢爲助衞。誡衞門府。一時鎖十二通門。勿使往來。以山田石川麿令讀三韓進調之表。新羅高麗百濟謂之三韓國石川麿身搖聲亂。不能讀表。入鹿問曰『何故惶怖』。對稱『恐近天皇』。爰以佐伯連子麿。葛城連網田二人。差宛斬首之役。然子麿等畏入鹿威。流汗不進。中大兄皇子率子麿等。以劍擊入鹿肩。入鹿驚起。子麿揮劍傷其一脚。入鹿□□□。中大兄皇子奏云『入鹿盡滅皇子。將傾天位』。意指殺山背大兄王等事也。天皇起入大殿。手閉殿門。遂以子麿等。令誅入鹿。是日。雨下。潦水溢庭。以席障子。覆鞍作屍。賜父大臣蘇我宿禰蝦夷。中大兄皇子即入法隆寺。爲城而備。爰大臣蝦夷大怒。燒天皇記國紀珍寶等。船史上扶走取燒殘國紀等獻天皇。蝦夷臨誅自殺。年□十六墮大鬼道。蘇我門家一旦殄滅矣。（扶桑略記第四。皇極帝時代）

宇治橋幽靈ガ報恩ノコト。

大化二年。丙午。始造宇治橋。件橋北岸石銘曰『世有釋子。名曰道登。出自山尻《ヤマシロ》惠滿之家。

大化二年。丙午之歳。搆立此橋。濟度人畜。』件道登者。本是高麗學生。元興寺沙門也。營宇治椅。往來之時。髑髏在于奈良山路。又爲人畜所履。法師悲之。遂令從者萬侶置之於木上。同年十二月晦夕。人來寺門曰『欲遇道登大德弟子萬侶者。』萬侶出而遇之。其人語云『蒙大德之慈顧。予得平安之慶。然非今夜。无由報恩』。輙將萬侶。至于其家。而入屋裡。多設飲食。以已分之饌。與萬侶共食。其屋之外。夜有男聲。告萬侶曰『殺吾舍兄欲來。此故早去』。萬侶恠而問之。答『昔吾與兄共行交易。吾得銀四十斤時。兄殺吾取銀。自爾以還。多經年序。往來人畜。皆踏我頭。大德垂慈。已令離苦。不忘汝恩。今宵報耳』。其母爲拜諸靈。入來屋內。于時萬侶在座。具陳上事。母詈長子曰『噓我愛子。爲汝所殺』。使禮萬侶。更設飲食。已上異記 國史云。山背國宇治橋。道照和尚創造也、已上（扶桑略記第四。孝德帝時代）

三藏法師ガ前生ヲ語タルコト。

白雉四年ノ條。件年。元興寺道昭和尚隨使入唐。河内國人。遇玄弉三藏。請益受業。三藏特以寵恭。命住同房。『予昔往西域時。飢乏在路。无村可乞。忽有一沙門。手以梨子與吾令飡。歡喜啖之。氣力自健。得遂先途。昔施梨子沙門。則今汝是也』。又謂曰『經論旨深。不能究竟。不如汝學禪門。可傳東土。』和尚奉敎。博習禪門。所悟稍多。已上國史（扶桑略記第四。孝德帝時代）

虎ガ人語ヲナセシコト。

道昭和尚在大唐時。忽有五百群虎。來致延屈之禮。道昭解虎情。竟受請赴新羅國。屈山中講法華經。群虎攅耳聽之。虎衆之中。時有一人。以倭語發問。道昭愕然顧視有一優婆塞。問稱爲誰。對言『日本行者役優婆塞也』。下座求之。忽失所在矣。「具如奈良京藥師寺僧景戒靈異記。」（扶桑略記第四。孝德帝時代）

龍神ガ道昭ノ船ヲ停メシコト。　海中ニ鐺子ヲ投ジテ舟人ヲ救ヒシコト。　道昭ガ暗夜ニ光ヲ放チシコト。　友人ノ極樂ニ生レシヲ夢想ノコト。

爲憲記云。道昭和尚渡唐之時。受五百虎之講。至新羅山中。講法華經。時有以本朝之詞。擧疑之人。道昭上問云。是誰人哉。答言。吾是日本行者役優婆塞也。我國神曲人謟。因是厭去。但時々往向。已上爲憲記也」。私云。神曲人謟。因此厭去者。其旨未明。道昭和尚度唐之比。彼役行者。未坐配流。文武天皇三年已亥五月丁丑日。由葛城明神之讒奏。流伊豆島。大寶元年辛丑九月。有勅。召反之日。始厭神曲人謟之國。飛去度唐。尋件者。道昭和上歸朝入滅以後也。具在下第五卷。自孝德天皇白雉四年癸丑歳。至文武天皇大寶元年辛丑歳。合計相隔四十五年。豈白雉年遇道和上。何云人神謟曲哉。定是誤也。但役優婆塞。於神羅山。値道和上之事。在處々文。是只可行者之通力矣。不可論其先後。已上私言而已」。和尚歸本朝時。玄弉三藏以佛舍利經論。授與道昭和尚一。亦同付二屬鐺子一口一。語曰『吾自二西域一持來藥鐺也。煎レ物治レ病。必有二神驗一』。和尚拜謝。泣而別去。至二于登州一。使人多病。和尚試出二鐺子一。暖レ水煮レ粥。與レ之令レ服。所レ痛忽痊。解レ纜歸朝。于レ時海上船止。風波不レ靜。停滯不レ進。七日七夜。諸人恠曰『風勢快好。計レ日應レ到二本國一。船不二肯行一。必有レ意乎』。卜人占レ之『海神要二物今在二舟中一。推是鐺子歟』。和尚云『三藏所レ施。龍王何索哉』。舟中衆人爲レ惜二其命一。强請二和尚一。遂以二鐺子一入二海中一畢。卽時風息浪靜。速進歸朝。於二元興寺東南隅一別建二禪院一。止住行業之輩。多從學レ禪。和上暗夜无レ燈之時。自二其兩牙一。通宵放レ光。披二閱經論一焉。禪院坐禪之間。或三日一起。或七日一起。時々香氣薰滿。時人異二敬之一。已上國史

同元興寺住僧。智光頼光二人。從二少年時一。同レ室修學。頼光及二暮年一。與レ人不レ語。似レ有レ所レ失。智光恠而問レ之。都无レ所レ答。數年之後。頼光入滅。智光自歎曰『頼光者。是多年親友也。頃年无二言語一。无二行法一。徒以逝去。受レ生之處。善惡難レ知』。二三月間。至心祈念。智光夢到二頼光所一。見レ之。似二淨土一。問曰『是何處乎』。答曰『是極樂也。以二汝懇志一。示二我生處一也。早可二歸去一。非二汝所一レ居』。智光曰『我願レ生二淨土一。何重還耶』。頼光答曰『汝无二行業一。不レ可二暫留一』。問曰『汝生前無二所行一。何得レ生二此土一乎』。答曰『汝不レ知二我往生因緣一也。我昔披二見經論一。欲レ生二極樂一。倩而思レ之。知レ不二容易一。是以。捨二人事一。絕二言語一。四威儀中唯觀二彌陀相好。淨土莊嚴一。多年積レ功。今纔來也。汝心意散亂。善根微少。未レ足レ爲二淨土業因一』。智光自レ聞二斯言一。悲泣不レ休。重問曰『何爲決定。可レ得二往生一』。頼光曰『可レ問二於佛一』。卽引二智光一。共詣二佛前一。智光頭面禮拜。白レ佛言『得下修二何善一生中此土上』。佛告二智光一曰『可レ觀二佛相好。淨土莊嚴一』。智光言『此土莊嚴。微妙廣博。心眼不レ及。凡夫短慮。何得レ觀レ之』。佛卽擧二右手一。而掌中現二小淨土一。智光夢覺。忽命二畫工一。令レ圖二夢所レ見之淨土相一。一生觀レ之。終得二往生一焉。已上出二慶氏往生記一但年代不レ詳（扶桑略記第四。孝德帝時代）

蘇我豐浦ノ靈ガ龍ニ乘リ空中飛行ノコト。

齊明天皇元年五月。空中有二乘レ龍者一。貌似二唐人一。着二青油笠一。自二葛城嶺一。馳而隱二膽駒山一。及レ至二午時一。從二住吉松之上一。西向馳去。時人言。蘇我豐浦大臣蝦夷之靈也。（扶桑略記第四。齊明帝時代）

蘇我蝦夷ノ靈ニヨリテ群臣多ク死セシコト。

齊明天皇七年辛酉夏。群臣卒爾多死。時人云。豐浦大臣（蝦夷）靈魂之所レ爲也。（扶桑略記第四。齊明天皇時代）

蘇我蝦夷ノ靈ニヨリテ天下多ク疫死ノコト。　天智天皇即位前之前七年冬月天下大疾。夭亡之人稍及過半。時人以爲豐浦大臣靈矣。（扶桑略記第四。天智天皇時代）

朝倉神怒ニヨリ離宮ヲ壞レ廷臣多ク死セシコト。　齊明天皇七年五月。天皇遷居筑紫朝倉橘廣庭宮。此時。切除朝倉社木作宮。由之。神忿壞殿。亦見鬼火。于時。大舍人並諸近侍病死。（扶桑略記第四。齊明天皇時代）

鬼ガ笠ヲ著ケテ喪儀ニ臨ミシコト。　齊明天皇七年七月二十四日。天皇崩。山陵朝倉山。八月。葬喪之夕。朝倉山有鬼。着大笠臨視喪儀。人皆見之。陵高三丈。方五町。改葬大和國高市郡越智大握間山陵。十一月改之（扶桑略記第四。齊明天皇時代）

釋義覺ガ讀經ノ奇瑞ノコト。同人夜中透視ノコト。　齊明天皇ノ御代。有釋義覺者。元是百濟國人也。其國破時。入我朝廷。住難波百濟寺。法師身長七尺。廣學佛敎。念誦般若心經。于時有同寺僧惠義。獨以夜半出行。因見其室中。光明照耀。惠義恠之。竊穿牖紙窺着。法師端坐誦經。光從口出。增以驚悚。明日悔過。周告大衆。時覺法師語弟子言『吾一夜誦心經百遍許。然開目覓其室裡。四壁空通。庭中顯見。於是生希有想。從室而出。廻瞻院内。還來見室。壁戸皆閉。即坐外床。復誦心經。開通如前。即是般若經不思議也』。已上異記。（扶桑略記第四。齊明天皇時代）

釋義覺ガ檀主トナリ牛ヲ解脱セシコト。同ク牛ニ轉生ノコト。　齊明天皇七年條。同御時。大和國添上郡山村中里。有直掠家長公。至誠爲亡母修少善。差使請師。命曰。以先値僧將爲講師。路遇一僧。致敬延請。僧愍受其請。到檀主宅。念无所知之由。于時此宅内有一牝牛。來告僧曰『我是先王此家長之母也。我先世不知其子。私用稻十束。今吾因此罪受牛身。而償先債。若欲知其虚實。爲吾可設座。吾方居其上』。僧聞畢。昇高座。具陳本末。檀主悲泣。堂後敷座云『事若實者。我母可就此座』。即時牛漸歩來。臥其座上。於是親族流涕。爲牛修善。即日牛斃。已上出景戒記私云。雖出靈異記文。斯條頗叵信用。夫畜生之言語却初時同人。豈臨像法末。輒有正音哉。若以夢内之妄想。誤錄覺前之實語矣。覽者取捨。元年乙卯。如來滅後一千六百四年。（扶桑略記第四。齊明天皇時代）

天智天皇夢想ノ地ヲ尋ネ驗アリシコト。　天智天皇六年二月三日。天皇寢大津宮。夜半夢見法師。來云『乾山有一靈窟。宜早出見』。天皇驚寤。出見彼方之山。火光細昇。可十餘丈。火焰廣照。甚爲希有。即召大伴連櫻井等令見。皆奏奇異之相。明日尋求其地。天皇行幸。願滿法師等。相具當彼火光處。有小山寺。一優婆塞經行念誦。召之借問地山之名。答云。古仙靈窟伏藏地。佐々名實長等《サヽナミナガラノ》山。于時優婆塞自然失之。罔知所在。但其地躰骨。林樹森々。谷深巖峻。流水清凉。寂寞閑空。可稱勝地矣。（扶桑略記第五。天智天皇時代）

天智天皇カ祈念ノ間ニ天女ヲ見シコト。

天智天皇七年勅造百濟大寺。今大安寺也。年月不詳。別造丈六釋迦佛像。立脇士菩薩等像。安置寺中。天皇夜致祈念之間。曉更有二女人。來自天上。容花端麗。香氣遍滿。禮拜此像。供養妙花。讃歎良久。謂天皇曰。今見此像。相好已具。與靈山實相。毫釐無違。可謂此土衆生甚有清信。其言未終。飄然入雲。又開眼之日。瑞應不一。紫雲滿空。妙音沸天等是也。已上出彼寺記。又甘露降於難波。其形如綿。長五六尺。廣八寸。隨風飄落。其味甚甘。（扶桑略記第五。天智天皇時代）

藤原鎌足ノ葬禮ノ日奇瑞アリシコト。

天智天皇九庚午閏九月六日。大職冠内大臣。改葬山城國山階精舍。勅王公卿士。悉會葬所。于時。空中有雲。形如紫蓋。絲竹之音。聽於其上。大衆聞見。歎未曾有也。（扶桑略記第五。天智天皇時代）

僧祚蓮ガ入定シテ龍宮ヲ見シコト。

天武天皇九年十一月。爲意記云。藥師寺清御原天皇之師僧祚蓮入定。見龍宮樣。習作也。（扶桑略記第五。天武天皇時代）

天武天皇ガ感夢ノコト。

天武天皇十三年甲申。天皇不豫。於是皇太子草壁皇子奉勅。群臣百官等。共詣大官大寺。各發願曰。天皇御願。於此伽藍。欲開法會。而其願未遂。晏駕將促。縱雖定業。願延三年之壽。果此大願矣。于時天皇感夢。得延寶算。如其所願。三箇年間。刻鏤佛像。繕寫法文。（扶桑略記第五。天武天皇時代）

役小角ノ奇術ノコト。

文武天皇三年五月丁丑。役君小角流于伊豆島。已上國史。斯役優婆塞者。賀茂役公氏。今高賀茂朝臣者也。大倭國葛木上郡茅原村人也。自性博學。仰信三寶。齒及二毛。更居巖窟。住葛木山。三十餘箇年。被藤皮。餌松葉。以之爲業。閑孔雀之神咒。窮奇異之驗術。乘五色雲。通仙人都。驅使鬼神。汲水採薪。仰山神儞。大和國金峯山。與葛木嶺。立亙石橋。可通行路。爰鬼神等。夜々運巖削。調度始矣。役行者迫云。白晝露形。可亙石橋。然葛城峯一言主神。愧其醜形不用其命。因玆。行者以呪縛之。置于谷底。彼神託宣宮臣云『僕元鎮守謀叛之徒。然役君小角將傾國家。先以繋縛。』天皇下勅召役行者。昇空飛行不能輙捕。窺搦其母。小角自來。仍配伊豆大島。歴三箇年矣。晝隨皇命居伊豆島。夜爲練行往富士山。身浮海上走如踏陸。意馳震旦飛如翥鳳。已上略記。私云役者。事雖出靈異記。相違本傳。如何。具如下文書記。（扶桑略記第五。文武天皇時代）

文武天皇ガ夢想ノコト。

文武天皇三年六月戊戌日。施山田寺封三百戸。限卅年也。或記云。同比。天皇於大官大寺內。起九重塔。施入七寶。又於同寺內。度五百人。追感天智天皇御願。欲造丈六佛像。招來良工。未得其人。天皇合掌。向佛發願曰『冀遇工匠。奉刻尊容。』其夜有一沙彌。謂天皇言『往年造此像者。是化人也。非可重來。雖得良匠。猶有斷斧之躓。雖云畫工。豈免丹青之訛。宜以大鏡懸於佛前。拜其映像。々則非圖。非造。三身具足。見其形者。應身之躰也。窺其影者。化身之相也。觀其空者。法身之理也。功德勝利。無過斯焉』。天皇夢覺而歡喜。知如來之應顯、即以大鏡。懸於佛前。請五百僧。大設供養。已上（扶桑略記第五。文武天皇時代）

道昭和尚ガ臨終ノ奇瑞ノコト。

文武天皇四年庚子三月已末《十日》日。道昭和尚忽出異香。光明遍室。召弟子好謙曰『汝見光不』。答言『已見』。法師誡曰『勿妄宣傳』。光自房出。旋寺庭。照耀良久。光指西行。端坐繩床遷化。春秋七十二。河內國丹北郡人也。俗姓船連。天皇甚惜。遣使弔之。弟子等以火葬之。欲取其骨。于時風忽吹至。骨灰不知去所。本朝火葬始之矣。和上在生時。兩牙放光。弟子欲收此牙。忽爲鬼神取去已訖。和尚持渡經論。書迹文字。並不錯誤。今在平城右京禪院。已上國史（扶桑略記第五。文武天皇時代）

役小角ノ幻術ノコト。

役君小角。有勅召反。爲憲記云。大寶元年正月。役公小角召返。漸近鳳闕。登虛飛去。浮海度唐。古人傳曰。役優婆塞。身居草座。母尼乘鉢。共以入唐。外從五位下韓國連廣足。元以行者。爲師敬重。後妬賢德。讒奏公家云『小角誑惑世間。爲國凶亂也。』又葛木山之澗底。常有吟音。聞人尋至。大巖藤纏。疑是巖吟歟。切放即纏。如本縱縛。已上出爲憲記。役公傳云。役優塞者。大和國葛上郡茅原郷人也。今改姓成高賀茂氏也。着藤皮衣。松葉爲食。吸花汁。助保身命。卅餘箇年。誦孔雀王咒。難行苦行。大驗自在。追聚鬼神。令駈仕。吾國无比也。於時。金峯與葛山峯。爲行通於兩山。召集諸國諸神。令度橋之時。金峯大神不勝咒力。而且作始之。葛木一言主大神。又且始作申於行者云『自形尤醜。夜間作之』。行者迫一言主明神云『晝尙惓。況將夜作哉。早速可作度。迫時一言主明神不勝於行者迫。讒言於王宮『役優婆塞擬傾皇位』云々』。依咤宣。追捕行者。依咒驗力。不被更捕。故捕母籠於獄。于時行者爲濟母出。而至于獄邊。稱名被捕也。卽被流遣於伊豆島矣。爰行者晝隨王命居島。孝順於母尼。夜修行駿河國富慈峯。已送日月。但以藤原宮御宇天皇(統持)代白鳳卅七年丁酉歲二月十日。流遣也。然又件神咤宣『彼行者早速可殺罪』。爰公家信用神讒言可殺。遣勅使於彼島。以白鳳五十六年十二月二十五日到於島。召出行者。拔刀欲殺之。時役行者不拒。而勅使前蹲居乞殺刀。左右肩・幷面・背等。經三度。以舌舐畢。然返與使云『今早可殺者』。使受取其刀。見上下者。有文。寫取於紙見者。富慈明神表文也。驚惶言上。待天裁。天皇召博士。令說表文者。當其辭云『天皇可愼宗。是非凡夫。大賢聖也。早免殺罪。速迎於都城。尊重可令仕修者也』。爰重勅。使免殺罪畢。勞尊敬如神言。于時。行者含怨。咒力纏一言主明神。以大寶元年辛丑正月一日。母子共度去於大唐。自爾以降。葛木一言主明神所纏未免。辛苦尤甚也。不可讒言。自在大神。得怨讎。而于今未免脫。件行者。唐國四十仙人中第三座也。以何知之者。日本國求法遣唐副學生道昭大德。得五百賢聖請。住新羅山寺。講法花經。時神仙每日集會。從道昭上人所說。其中第三聖人。以彼倭音揚問論義。時道昭法師驚奇云『道昭已日本國副學生也。何所聖人乎。其諱亦如何。誰人以和音爲問哉』。時件聖人答言『我是日本國大和國金峯葛山。幷駿河國富慈峯等修行。役優婆塞也』。時道昭法師從講座下。禮拜喜悅矣。爰依此讓敬交談畢。依有衆生之心含恨捨山。母堂自坐鉢。渡求於此國。跉跰送年。雖然。難忘本所。三年一度。詣住於金峯葛山・富慈峯。奇談奉代々天皇。于今未忘朝恩。但一言主葛木明神難可免脫。云々』。然則件行者。行於大唐國。日夜朝暮。令駈使八部衆。道昭法師歸朝。傳談我國。焉于時 貞觀十五年癸巳(註記而已)自彼大寶元年辛丑歲至于今年癸巳。積年一百七十三年（已上出本傳文。私云。此本傳文雖注年代。未知作者。是誰人哉。往々相違。眞僞不知。又上文云丁酉歲配流。下文云大寶元年辛丑度唐。合經五年。而何言白鳳五十六年猶在于島矣。自彼白鳳四十七年至同五十六年。已歷十年。上下乖違。何爲指南焉。又白鳳合十四箇年也。何云五十六年矣。又役行者遇道昭和尙交談云。母堂乘鉢。共渡大唐。此文恐是也。道昭入滅之後。役君入唐。母子同渉。何云路蹤送年乎。但小角相値道公之文。書景戒記并類聚國史。小角獨以通。爲時々竊行也。是非母氏相具顯露飛去到。已上私詞(扶桑略記第五。文武天皇時代)

觀音の申子ノコト。

大寶二年三月乙酉日。以興福寺僧義淵任僧正。大和國高市郡人。俗姓阿部氏。其父依無子息多年祈請觀音。然間。夜聞小兒啼音。奇出見之。柴垣之上。有裹白帖。香氣普滿。歡以取養。不日長大。天智天皇傳聞。相共皇子令養岡本宮。至是任僧正。造寺。號龍蓋寺。俗云。造五箇龍寺。龍門。龍福等。(扶桑略記第五。文武天皇時代)

膳臣廣國ガ地獄行蘇生ノコト。

靈異記云。慶雲二年九月十五日庚申。豐前國宮子郡少領膳臣廣國忽以卒去。逕三箇日。十七日申時。又甦活而語之曰『使有二人。一頂髮擧束。一少子也。路中有大川。廣椅以金塗嚴。自其椅行。至其京時有八官人。佩兵。前有金宮。王坐黃金座。詔廣國曰。今召汝者。依汝妻憂也。昔見死妻。以鐵針打頂。通尻。以鐵繩縛四枝。王詔廣國曰「汝實無罪。可還於家。然愼黃泉事勿委宣傳。若欲見汝父。卽可見南方。」其父抱熱銅柱。鐵針三十七。打之其身。則以鐵杖凧三百段。晝三百段。夕三百段。合九百段。每日打迫。廣國見之。悲哭問云「何受此苦」父語子言「我昔爲養妻子。或殺生命。或奪人物。不孝父母。不恭師長。由是等罪。受如此苦。痛哉。苦哉。汝速爲我造佛寫經。贖我罪苦。愼之莫忘」言畢泣。還其大橋下。有守門人。遮言「凡入內者。更不還出」廣國暫徘徊間。小子出來。時守門人禮禮小子。不障歸出。廣國問小子言「汝是誰人」小子答云「吾是汝幼稚時書寫觀世音經也。」已上(扶桑略記 異記 第五。文武天皇時代)

經ノ功德ニヨリ水難ヲ免ヌカレシコト

和銅八年條　此同代。諸樂《ナラ》京有一在家僧。其名未詳。爰有聟男。與舅僧頗有不和事。竊擬殺其舅僧矣。二人共乘船渡海間。聟男縛其舅僧四枝。擲陷海中。男還宅後。詐語妻言「汝父忽値荒波。入船沈沒。吾僅存命獨來也。」女大悲哭耳。時父僧於海中至心誦方廣經。海水凹開。踞底不溺。逕二日夜。他舡渡過。擧聲求救。於是。舡人下簦。牽出海僧。舡人恠問。陳其本末。又問『何術沉水不死』云。答云『我常誦方廣大乘經其威神力也。』僧緫免死。遂歸故鄉焉。(扶桑略記第六。元明天皇時代)

法華經ノ靈驗ニヨリ死ヲ免レシコト

和銅八年ノ條、同代。美作國英多郡內有取鐵山。國司召集役夫十人入鐵山穴。令取其鐵。然間。山俄搖崩。役夫爭出。一人未出。山頹穴塞。妻子哭泣。修追贈善。圖觀音像。寫法花經。于時穴人。其命尚存。祈請出上。吾先日發願。奉寫法花大乘。命全在。必果願。然彼穴隙。指許自開。日光照然。有一沙門。自隙入來。以鉢飯授與之曰。汝之妻子。供養於我。是以吾爲救汝來向。言畢返去。而間其穴通開。廣方二尺餘。高可五丈。日光照耀。心神少息。于時三十餘人夫。取葛入山。自穴邊過。底人見影叫言。救吾。山人遙聞。如蚊音聲。始結葛爲籠。繫繩下穴。底人乘籠。漸昇存命。是乃經王威力觀音靈驗矣。已上二間出靈異記。（扶桑略記第六。元明天皇時代）

觀音ノ靈驗ニヨリ危難ヲ免レシコト

養老二年九月二十三（甲寅）日。遷法興寺於新都。高麗留學之僧行善歸朝。件老師行善。在于高麗之時。其國洪水。忽行河邊。橋壞无舡。過度尤由。居絕橋上。心念觀音。卽時老翁乘船迎來。同載共度。度竟之後。老翁忽失。其舟亦亡。乃知觀音化身也。發誓造像。日夜歸敬。時人謂之河邊菩薩。至是。遂以歸朝。安置其像於興福寺。夙夜供敬。然間其像俄失。不知所在矣。（扶桑略記第六元正天皇時代）

聖武天皇ノ夢想ニ良辨及自身ノ前生ヲ見玉フコト

天平十五年條。世傳云。天皇夢見。師僧良辨者。先生震旦修行者也。爲求佛教。向舍衞國。欲渡流沙。依无功錢。數月逗留。天皇者。是先身流沙之船師也。不顧功錢。濟渡於求法僧已畢。爾時求法沙門爲報船師恩情發願。其今日濟渡之力。來世可生國王之身。由其宿願。今□日本國王。已上。（扶桑略記拔萃。聖武天皇時代）

行基ノ奇跡ノコト

天平十七年乙酉正月二十一己卯日。以行基𦬇爲大僧正。竝賜四百人出家僧侶。大僧正職此時始矣。𦬇未經僧位。不受於具足戒。尚是沙彌也。一云。年十五歲出家入道。二十四歲受具足戒。俗姓高志氏。和泉國大鳥郡人也。初出胎時。胞衣裹纏。父母忌之。閣樹岐上。經宿見之。出胞能言。收而養之。出家入道。住藥師寺。周遊天下。廣化群迷。道俗慕化。追從者動數千。所行之處。聞和尚來。巷無居人。爭來禮拜。諸要害處。造橋築陂。見聞老少咸集加功。不日而成。所止之房。多植菓樹。建立道場。四十九所。古老云。𦬇好行度。勅捕其身。禁固枳林。雖藏內而身尚遊外。仍散禁。又𦬇少年之時。隣子村童相共讚嘆佛法。余牧兒等捨牛馬而從者。殆垂數百。若牛馬之主有用之時。

令使尋呼。男女老少來見者。聞其讃嘆之聲。不問牛馬。泣而忘歸。并自上高處。呼彼馬喚此牛。應聲自來。其主牽去。竝讀瑜伽唯識論等了。知奥義。又行諸國。歸於故郷。里人大少會集池邊。捕魚喫之。并過於其處。年少放蕩者相戲。以魚膾薦於并。々食須臾吐出。其膾變爲小魚。見者驚恐。本傳」（扶桑略記抜萃。聖武天皇時代）

智光ガ蘇生シテ冥府ヲ語リシコト。

天平十七年條。爰有釋智光者。河内國安宿郡鋤田寺沙門也。俗姓鋤田連。後改姓上村主。母飛鳥部氏也。天性聰明。智惠殊勝。製盂蘭瓮大般若等經疏。廣爲學徒讀傳佛教。智光於行基并發嫉妬心。而誹之曰『吾是智人也。行基是沙彌也。天皇不齒吾智。唯譽沙彌』。恨其時政。渡鋤田寺。忽得痢病。經一月許。死去已畢。臨命終時。誡弟子曰『我死已後。莫忿葬燒』。至第九日。甦來語『閻羅王二人使來召。向西去行。有金樓殿。問言「是何處。」答云「聞智者何故不知。行基并將來生宮也」。又指北方步行。熱氣炙身。漸近彌熱。而言「是何所哉」。副使答云「豐葦原水穗國智光法師之所墮地獄也。往向抱熱鐵柱。肉皆銷爛。唯骨璅存。」歷于三日。使以敝箒撫於其柱。而言活々。如故身生。又指北行。熱苦如前。亦經三日。漸向北方。極熱燒身。苦痛倍前。不可具言。唯聞鐘音暫冷。憩行又還。三日。至金宮門。二人告言「今吾召汝。誹謗并爲徵其罪也。」言畢還兎』。光向弟子述冥途事。恭往行基并之所。發露悔咎。已上異記。（扶桑略記抜萃。聖武天皇時代）

玄昉ガ廣嗣ノ靈ニ殺サレシコト。廣嗣之靈ハ松浦明神ナルコト

天平十八年六月。五日（丙戌）。玄昉法師爲大宰小貳藤原廣嗣之亡靈被奪其命。廣嗣靈者。今松浦明神也。所持經論。悉納於興福寺。□□无訛羅失誤矣。已上國史 流俗相傳云。玄昉法師。大宰府觀世音寺供養之日。爲其導師。乘於腰輿供養之間。俄自大虛捉捕其身。忽然失亡。後日。其首落置于興福寺唐院上」。已（扶桑略記抜萃。聖武天皇時代）

佛誓和尚ガ龍王ヲ呪縛セシコト。

天平十八年ノ條。或記云。北天竺林邑國僧佛誓和尚。爲利生求如意寶珠。乘船泛海。以佛驗召出龍王。以呪力縛之。責如意珠。龍王呪縛難免。拔頭上珠欲授。佛誓和尚右手結劍印。舒左手受之。龍王云『昔沙竭羅龍王女。以寶珠獻釋迦如來。佛合掌受之。悲哉後世佛弟子以片手受之。』時佛誓承諾。乃解手印。合

掌欲レ受。龍王脱レ縛騰レ空。佛誓和尚空レ手破レ船。獨身存レ命。于レ時相下會波羅門僧𦬇。從二南竺一渡海上。于讀本懷。卽相從共來二日本國一上。已（扶桑略記抜萃。聖武天皇時代）

宇佐神宮ノ託宣ノコト　天平二十一年己丑正月四日。陸奥國守從五位上百濟敬福進二少田郡所レ出黄金九百兩一。本朝始出二黄金一時也。仍敬福授從二三位一矣。或記云。東大寺大佛料爲レ買二黄金一企二遣唐使一。然宇佐神宮託宣云『可レ出二此土一者。』世傳云。天皇差二使於金峯山一。令レ祈二黄金一之時出矣。託宣云。一云入レ夢『我山之金。慈尊出世時。取可レ用。但近江國志賀郡瀨田江邊。有二一老翁石座一。其上作二觀音像一。敬致二祈請一。黄金自出焉』仍訪二求其處一。安二置如意輪觀音像一。今石山寺是也。沙門良辨法師祈二誓件事一。其後不レ歷二幾日一。從二陸奥國一獻レ金。件金先分二百二十兩一。奉二宇佐神宮一。（扶桑略記抜萃。聖武天皇時代）

宇佐ノ神ガ託宣ノコト。　延暦二年五月四日。宇佐託宣施祝大神鞍座々。吾无量劫中化二生三界一。修善方便。導二濟衆生一。名曰二大自在王𦬇一云々。（扶桑略記抜萃。桓武天皇時代）

僧廣達ガ佛像ノ奇驗ノコト。　天平二十一年ノ條。同時有二禪師廣達者一。俗姓下毛野氏。上總國武射郡人也。入二吉野金峯山一。修二行佛道一。聊有二事緣一。出レ里度二同郡枇花里秋河椅一。時下有レ音曰『鳥呼。莫二痛蹈一矣。』廣達聞レ之恠見。无レ人。良久徘徊。不レ得二忽過一。就レ橋傳看。半造佛像之木棄二橋下一。禪師大恐。引置二淨處一敬禮。發願遂造二佛像一。阿彌陀彌勒觀音也。今置二吉野郡越智部村岡堂一佛像是也。（扶桑略記抜萃。聖武帝時代）

八幡大神ガ託宣ノコト。　天平勝寶七年乙未三月廿八丁亥日。八幡大神託宣曰。神吾不レ願二矯施一。請取二一千四百戸、田百卅町一。徒无レ所レ用。如レ捨二山野一。宜レ奉レ返二朝廷一。唯留二常神田一耳。依二神宣一行レ之。八年五月二日。太上法皇（聖武）春秋五十七崩。（扶桑略記　孝謙天皇時代）

沙門法進ガ夢ニ酒勤菩薩ニ授戒ノコト。　天平勝寶八年ノ條。或記云。大唐沙門法進熟二曇无讖三藏邊一。求二𦬇戒一。三藏曰『中國人麁。豈堪二𦬇道器一。』遂不二與授一。法進苦請不レ得。於二佛像前一懺悔。求レ戒七日。口纔滿。夢見三彌勒𦬇親授二𦬇戒一。卽覺悟。已具白二三藏一。三藏歎云『漢地又有レ人矣。』則與二授戒一。本與二夢所一レ誦文儀是同。爰知漢地𦬇戒。此時始歟。（扶桑略記抜萃。孝

謙天皇時代）

光仁天皇ガ祈願ノ成否ヲトセンタメ手ニテ沸銅ヲ探リシコト。　天平神護元年ノ條正月七日己亥。改天平神護元年。是天神垂護。地祇加力。逆臣仲麿之輩悉伏誅戮。仍改元爲神護也　○同年。天皇造西大寺。安置供養七尺金銅四天王像。件天等像三體。奉鑄如意成畢。今一體。至于七度鑄損未熟。天王誓曰。朕若依此功德。永異女身。可成佛道者。銅沸入手。今度鑄成。若願不可階者。朕手燒損。以之爲驗矣。爰御手无疵。天像成了。見者聽者稱歎罔極。　彼寺記（扶桑略記抜萃。稱德天皇時代）

和氣清麿ガ宇佐八幡神ノ託宣ヲ受ケシコト。　並ビニ神ノ惠ニヨリ脚疾ノ治セシコト。　神護景雲三年ノ條清麿上奏云。『天皇依八幡大神夢告。遣和氣清丸參大神宮。令聽神敎。即託宣云。如天皇告。其言不異。　清丸祈曰『今神所敎。是國家大事也。託宣難信。願示神異。即現其形。長三丈許。色如滿月。清丸情神失度。不能仰見。於是重託宣云『夫神有大少好惡。也。善神惡淫祀。貪神受邪幣。道鏡逼邪幣於群神。行權幡於佞黨。病天嗣之傾弱。憂狼如之將興。神兵交鋒。鬼戰連年。彼衆寘邪。邪强正弱。歎自威之難當。仰佛力之奇護。吾欲爲紹隆皇緒。濟國家。須寫一切經。及造佛像。誦最勝王經一万卷。建立一伽藍。除凶逆於一日。固社稷於万代。汝承此言。莫遺失矣』清丸對大神。誓云『國家平以後。必奏後帝。奉果神願。粉身殞命。不錯神言』清丸歸還奏之。其如神宣。爰道鏡大怒。解清麿官職。改姓命爲穢麿。身降刑獄。遂流大隅國。道鏡追使將殺清丸。俄勅使來。得脱其死矣。清丸脚痿不能起立。爲拜八幡大神。乘輿即路。至豊前國宇佐郡。有野猪三万許。挾路列。徐步十許里。走入山中。見人異之。拜社之日。始得起立。神託宣賜神封綿八万餘屯。（已上出清丸上表）（扶桑略記抜萃。稱德天皇時代）

西大寺東塔ノ礎石ガ祟ヲナセシコト。　神護景雲四年庚戌二月丙辰。破却西大寺東塔心礎。其石大方一丈餘。厚九尺。東大寺之東飯盛山之石也。初數千人引之。日去數步。時復或鳴。於是益人夫。九日乃至。加削刻。築基已了。于時巫覡之徒。動以石祟爲言。於是積柴燒之。灌以卅餘斛酒。片々破棄於道路。後月。天皇不豫。卜之。破石爲祟。即復拾淨

地。不令人馬踐之。今其寺内東南隅數十片破石是也。（扶桑略記拔萃。稱德天皇時代）

最澄和尚ノ父夢ニ感ジテ最澄ヲ生ミシコト。　寶龜九年ノ條。最澄和尚。行年十二歲。投近江國大國師大安寺傳燈法師行表所。出家入道。行表見其器量。且知意義。敎以傳燈。令習學唯識章疏等。和尚俗姓三律首。滋賀郡人也。其父百枝常念无子。祈願在懷。遂不見叡地。遇香氣濃。尋源得之。創造草庵。期一七日至誠祈請。今呼神宮院是也。第四日五更。夢感相好。誕生和尚。和尚七歲。學超等輩。出家。於叡岳左脚神宮院修行懺悔。未歷數日。於香爐中出佛舍利一粒。又經小時。於灰中得金花器一合子。大如菊花。卽盛舍利。宛如舊器。禮拜恭敬。多有神異。不遑具載矣。已上本傳（扶桑略記拔萃。光仁天皇時代）

僧惠勝ガ夢ノコト。　多賀ノ神ガ前生ヲ告ゲシコト。　寶龜十年十月。靈異記云。寶龜年中。大安寺僧惠勝修行之時。逗留近江國野州郡御上嶺陀我神社邊堂。夢人語云。『爲我常讀法花經。』覺驚怪念。明日。一少白猴來語言。『住此爲我讀法花經。』僧問曰。『汝誰。』答云。我昔東天竺國大王。往昔彼有僧。徒衆數千。時我制止云。徒衆莫多。『我雖不妨修道。自制多徒。受罪爲猴身。成社神也。願欲脫此苦身。常爲吾讀法花經。』僧言。『水食甚乏。難留其跡。』神言。我應供養。淺井郡有諸僧。讀六差抄。我將入彼知識。』僧卽隨猴神語。□赴彼處。時山階寺滿預大法師言『是狂言也。』不信不聽。卽讀六卷抄之頃。堂童子優婆塞忩々走來云。『堂上在白少猴。』時九門大堂。仆如微塵。其時僧衆驚異。始知大神所爲焉。遂入知識。令讀法花經。已上異記（扶桑略記拔萃。光仁天皇時代）

空海和尚ガ修行中ノ奇蹟ノコト。　延曆十年。空海和尚雖讀俗典。志專佛經。逢石淵贈僧正諱勤操。受學虛空藏・求聞持・能滿所願等法。入心念持。時年十八。出家。漸企避世之志。苦練山林。或躋阿波大瀧。勤修之間。大劍飛來標菩之靈應。或到土左室生。觀念之時。明星入口現佛力之奇異。則嚴冬深雪。被藤衣而顯精進道。炎夏極熱。斷穀漿。朝暮懺悔。已上本傳（扶桑略記拔萃。桓武天皇時代）

僧空海ノ靈夢ノコト。　延曆十二年。空海和尚及二十。終於和泉槇尾山寺。石淵勤操僧都爲師。剃除鬢髮。受沙彌十戒七十二威儀。名號敎海。其後自改稱如空受其足戒時改 曰空海。佛前發願曰『吾從佛法常求尋要。三乘五佛十二部經。心神有疑。未以爲決。唯願三世十方諸佛。示我不仁。一心祈感。夢有人。告曰『於此有經。名字大毘盧遮那經。是乃所要也』。卽隨喜尋得件經在大日本國大和國高市郡久米道場東塔下。於此一部解緘普覽。衆情有滯。無所憚問。更作發心。遂口入唐。已上本傳（扶桑略記拔萃。桓武天皇時代）

伊勢ノ人某ガ夢想ノ地ヲ尋ネ其處ニ東寺ヲ建テシコト。夢想ノ告ノコト鞍馬ノ惡鬼ノコト。

延曆十五年。有勅。草創東寺。造東寺長官從四位上藤原朝臣伊勢人造鞍馬寺。則彼寺緣起云『伊勢人稱。「我奉勅命。雖造東寺。私願未遂。爭建一堂。安觀音像。伏願觀音示其勝也。夢見洛城之北有一深山。東西高峙。中有平地。洞水閑流。宜洗塵心。爰老人出來。卽相語云。「汝知此地甲于天下。建立道場。尤得便宜。」伊勢人問云「仁爲誰人。」老人對倂。「我是王城鎭守貴船明神也。感汝道心。敎斯勝地。」其夢既覺。心神感動。試任騎馬。祈赴北山。漸涉於數十里。自到夢地。歡涙數行。下馬再拜。巡見其地。萓草之中有毘沙門天像。非木非土。其色鈍色。歡喜頂禮。卽以歸去。又作思惟。我本立誓造觀音像。而多門天像宿素相違。爲之如何。又夢有一童子。容顏端麗。卽告云「觀音卽是毘沙門天」。伊勢人問云「童子爲誰」。答言。「我是多門天侍者禪膩師童子也」夢覺以後。構造三間四面堂一宇。奉安置彼毘沙門天像。今謂鞍馬寺卽是也。後經年。伊勢人爲遂本懷。奉造觀音像。安置供養。今在鞍馬寺西觀音堂也。其後修行禪僧來宿堂羽。爲破夜暗敲火薪。夜及參半。鬼神出來。其形類女。對火而居。禪僧恐畏。燒鐵杖衝鬼胸。忽焉逃去。卽隱於西谷朽木之下。鬼卽近來。開口欲噉。于時禪僧念毘沙門。朽木忽顚。打致惡鬼。天王威力靈驗揭焉。伊勢人常祈念云。「伽羅雖有。禪容空无。發願參詣。禪侶臥庭。問云。「何人臥哉」答云。「我是東寺禪師峯延也。而在彼寺之時。厲出堂庭向北遙望。紫雲高聳。漢天五色。爰知北山定有靈驗勝地歟。目尋紫雲。運步方來。無一粒粮。歷五日朝。飢羸疲極。不能起居。伊勢人口米洗水。令飮其汁。漸復尋常。慥語來由。峯延依其芳契。住此蘭若。然間、時屬五月。可修護摩。當日中時行法之間。自北岸中大蛇出頭。

吐レ舌三尺。其光如レ電。於レ是峯延制レ心。一處誦ニ大威德尊并毗沙門天咒一。念ニ其威神力一。由ニ神咒之靈驗一。大蛇口而斃。峯延免レ害。岸蛇頓死。其後歷ニ三箇日一。伊勢人參レ寺。且聞ニ其由一。且見ニ蛇體一。奏ニ聞公家一。給ニ夫五十人一斬レ蛇。令レ弃ニ靜原奧地一。稱ニ大蟲峯一。已上出ニ其緣起一(扶桑略記抜萃。桓武天皇時代)

廢太子早良ノ亡靈ノコト　僧善珠ガ祈禱ノコト。

延暦十六年丁丑正月十六日。興福寺善珠任ニ僧正一。皇太子(平城)病惱間。施ニ般若驗一。仍被ニ抽賞一。去延暦四年十月。皇太子早良親王將レ被レ廢。時馳ニ使諸寺一。令レ修ニ白業一。于レ時諸寺拒而不レ納。後乃到ニ菅原寺一。爰興福寺沙門善珠含レ悲出迎。灑レ涙禮佛訖之後。遙契遙言。「前世殘業。今來成レ害。此生絕レ讎。更勿レ結レ怨。」使者還報ニ委曲一。親王憂裡爲レ歡云。「自披ニ忍辱之衣一。不レ怕ニ逆鱗之怨一。」其後親王亡靈廢ニ惱於皇太子一。善珠法師應レ請。乃祈請云。「親王出都之日。厚蒙ニ遺敎一。乞用ニ少僧之言一。勿レ致ニ惱亂之苦一。」即轉ニ讀般若一。說ニ无相之理一。此言未レ行。其病立除。因レ茲昇進ニ遂拜ニ僧正一。爲レ人致レ忠。自得ニ其位一也。已上國史(扶桑略記抜萃。桓武天皇時代)

善珠僧正ガ晩成ナリシコト。

延暦十六年四月丙午日。僧正善珠卒。年七十五。皇太子(平城)圖ニ其形像一。置ニ秋篠寺一。法師。俗姓安都宿禰。京兆人也。流俗有レ言。僧正玄昉密ニ通太皇后藤原宮子一。善珠法師實是其息也云々。善珠尋レ師往學。遲鈍難レ入。初讀ニ唯識論一。反覆无數。爾乃窮ニ三藏之祕旨一。分ニ六宗之通衢一。大器晩成。蓋此之謂也。已上國史(扶桑略史抜萃。桓武天皇時代)

僧延鎮ガ夢告ノコト(田村麿造ニ觀世音像一)。

延暦十六年七月二日。鎮守府將軍坂上田村萬呂。山城愛宕郡八坂鄕東山清水寺。金冊枝手觀世音像一體奉レ造。並破ニ渡其舊居五間三面檜皮葺寢屋一。以爲ニ堂舍一。仲寺緣起云。『寶龜九年戊午四月。沙彌延鎮夢告云。『去レ南向レ北。覺後淀有ニ金色一支之水一。卽尋ニ金水之源一。同月八日。至ニ予清水瀧下一。於レ是一草庵中有ニ白衣居士一。年齒老大。白髮皤々。延鎮問云。「住レ此幾年。姓名如何」。居士答云。「名曰ニ行叡一。隱ニ居此地一二百才許。心念ニ觀音威力一。口誦ニ千手眞言一。年來待レ汝。適幸相來。我有ニ東國修行之志一。其間替レ我可レ住ニ此處一。草庵之處。當可レ創ニ堂宇一地。此前株者。可レ造ニ觀音一木也。吾若遲還。早可レ企ニ遂此願一」。忽指レ東去已了。雖レ有ニ相待一。遂無ニ來期一。仍尋求之處。山科東峯落レ所レ着履一。定知觀音所レ現歟。又歷ニ年序一。難レ果ニ彼願一。然間、延暦十七年。田村麿將軍爲レ助ニ產女一。求ニ得一鹿一。訪レ水來ニ到清水瀧下一。

延鎮具陳上件旨。因玆將軍建立此寺矣。已上出縁起（扶桑略記抜萃。桓武天皇時代）

僧善謝ガ夢ニ極樂往生ヲ告ゲシコト。　延暦十七年五月辛卯日。律師善謝卒。俗姓不破勝。美濃不破郡人也。初學法相道業日進。乃讀誦三學。通達六宗。雖補律師。榮分非好。凡厥行業期於井。梵福山中閑送年。行年八十一遷化。往生極樂。入同法夢。已上出往生記（扶桑略記抜萃。桓武天皇時代）

空海和尚ガ奇驗ヲ現ハセシコト。僧惠果ガ臨終ヲ豫言ノコト。　延暦廿四年空海和尚隨大唐勅留住唐西明寺永忠僧都故院。是則本朝延暦廿四年。當唐永貞元年。空海和尚周遊城中諸寺。訪擇明德。値遇上都長安青龍寺東塔院大德内供奉阿闍梨惠果和尚。則是不空三藏付法弟子也。三朝尊之受灌頂。四衆仰之學密藏。和尚初謁之日。含笑歡喜云『我先已知汝來。相待日久。今始相見之。大好。大好。』所學皆如瓶水。是非凡徒。第三地井也。内祕大乘之心。外示小國之僧。六月上旬。營設供具。入灌頂壇。沐五部灌頂之誓水。受三密持念之印明。八月上旬。亦受傳法阿闍梨位灌頂。卽得遍照金剛之密號。又帝皇御前有二間壁。是則義之通壁手跡也。而一間破損修理之後。無人下筆。今大和尚可書之者。依勅之旨。磨墨集盥。五筆持五處。口左右手足也。一度書五行也。殿上階下悉以感之。殘方爭處。目不暫捨。卽取盥浚懸壁上。自然成樹字。而滿圓也。或入水想之觀。室内成池。或住不動之定。身外出火。空海和尚妙用。每事如此。惠果阿闍梨告和尚曰。『汝有密敎之器。』祕密印璽因之授與。自餘弟子或學一部大法。或受一尊一契。不得兼貫。吾今此土緣盡。不能久住。宜以此兩部曼茶羅。金剛敎法二百餘卷。三藏付法之物。供養壇具等。併新譯經論唐梵合存。請歸本朝。流傳海内。纔見汝來。恐命不足。今則授法功畢。歸本鄕。以奉國家。流布天下。增蒼生福。然走後十二月望日。蘭湯洗垢結定印。右脇而終。本朝延暦廿四年也。大唐惠果尚入滅也。（扶桑略記抜萃。桓武天皇時代）

圓仁和尚ノ靈夢ガ驗アリシコト。　大同二年。圓仁和尚（慈覺）生年十五。登比叡山。和尚俗姓壬生氏。下野國都賀郡人也。和尚生時有紫雲瑞。齡及九歲。隨兄學書。口讀俗典。心慕佛敎。登藏擇經。得普門品。終弃俗書。隨師讀經。頻修齋戒。永絕酒肉。年十有餘。聽學經論。頗悟大旨。猶如嘗密。又夢見一大德。摩頂語話。傍有人云。此是叡山大師。』夢覺之

後。常慕二大師一。隨レ人入レ京。終登二叡山一。親拜二大師一。猶如二昔夢一。已上本傳（扶桑略記拔萃。平城天皇時代）

僧乘緣ガ呪驗雨ヲ祈リ效アリシコト。　貞觀十九年六月廿六日乙未。屈二傳燈大法師敎日於神泉苑一。率二廿一僧一。修二金翅鳥王經請雨經一也。是月大旱。民廢二農業一。走レ幣修レ法。未レ有二效驗一。○七月十日己酉。引二神泉苑池水一。漑二灌城南民田一。一日一夜水脈涸竭。○十三日壬子。內供奉十禪師傳燈大法師位德寵言『弟子僧乘緣。育二呪驗致レ雨之術一。請試令レ修レ之。仍徵二乘緣於武德殿一。限以二五日一。誦呪祈請。是日未時暴雨。乍陰乍霽。雨澤下給。○十四日癸丑。申時。地震。酉時雷電激動。雷雨晦合。○十五日甲寅。申時。雷雨。○十六日乙卯。遲明遍雨。（扶桑略記第二十。陽成天皇時代）

圓珍和尚ガ知人ノ溺死ヲ暗知セシコト。　元慶二年十二月九日。先レ是天臺主圓珍和尚語二諸僧一言『嗟乎。留學沙門圓載。歸朝之間。漂二沒海中一。再三咽涕。其後入唐僧智聰歸朝語云。聞。同船圓載和尚溺死之時。智聰僅二獨免死一。』於是圓載禪師沒溺之日。正是座主圓珍和尚悲泣之時也。天下之緇素。莫レ不二離异一。已上傳（扶桑略記第二十。陽成天皇時代）

神ノ祟ニテ火災ヲ假現セシコト。　元慶二年二月廿七日癸己。越前國言『氣比大神宮祝部等申曰「神宮忽見二火災一。」驚走入レ宮。无二失火一。陰陽寮占云『爲レ穢二神社一。因現二祟怪一。彼國須レ愼二疫癘風水之災一。』下二知國宰一。洒二掃神宮一。轉二讀佛經一。（扶桑略記第二十。陽成天皇時代）

皇太子ガ皇太后明子ノ鬼ニ迷ハサレシコト。　元慶二年九月廿五日丁己。太上天皇（清和）廷二屈碩學高僧五十人於清和院一。大設二齋會一。講二法華經一。限二三日一訖。爲レ賀二母儀皇太后（明子）五十之算一也。公卿百官悉以參集。善家祕記言「清和太上天皇奉レ賀二皇太后藤原明子知命之算一。設二讌樂一獻二慶賀一。太上皇匍二匐太后之前一。再拜獻二千萬齡之壽一。時太后悅。忽无レ有二人心一。而鬼在二太后之傍一。宛如二夫婦之好一。杯觴飲《タマフ》レ宴之間。與二太后一獻相娛。太上天皇見レ之。太惡厭レ世。（扶桑略記第二十。陽成天皇時代）

僧正遍昭ガ仁明天皇ヲ哀慕シテ僧トナリシコト。　元慶二年十月廿三日己卯。遣參議刑部卿兼行勘解由長官近江國守菅原良善等。就二西寺綱所一。宣命曰云「僧正遍昭。元是深艸天皇（仁明）之時寵臣。左近衞少將從五位上良岑朝臣宗貞也、大納言良岑安世第八子也。然去嘉祥三年三月丙子日。出京爲レ僧。深草天皇崩後哀慕無止。自歸二佛道一。以求二報恩一。時人愍

愛。(枝桑略記第二十。陽成天皇時代)

菅原是善ガ佛教ノ篤信者ナリシコト。

元慶四年八月二十一日辛亥。參議從三位行刑部卿菅原朝臣是善薨。(中略)天性少事。世體如忘。常賞風月。樂吟詩。最崇佛道。仁愛人物。孝行天至。不好殺生。臨終之夕言『四命絕根。不及孟冬梅過之期。今日難死至彼月。爲吾修功德耳。一言而止。更无他語。家素延暦以來每年十月修吉祥悔過文。淸公常誓願。吾死欲在十月中。遂十月十七日薨。自後此日修之。其忌日也。是善薨後。不致其日。念佛讀經。閱書深思。寢疾之中。曾不塞廢。(扶桑略記第二十。陽成天皇時代)

子部大神ノ祟ニテ堂塔ノ燒ケシコト。

元慶四年十月廿日庚子。勅。大和國十市郡百濟川邊田一町七段百六十步。高市郡夜倍村田十町七段二百五十步。返入大安寺。先是。彼寺三綱申牒偁。昔聖德太子創建平群郡熊凝道場。飛鳥岡本天皇(舒明)遷建十市郡百濟川邊。施入封三百戶。號曰百濟大寺。子部大神在寺近側。含怨屢燒堂塔。天武天皇遷立高市郡夜倍村。號曰高市大官寺。施入封七百戶。和銅元年遷都平城。聖武天皇降詔。預律師道慈。令遷造平城。號大安寺。令檢兩處舊地水濕之地。收爲公田。高燥之處。百姓居住。請依實返入。爲寺家田。從之。(扶桑略記第二十。陽成天皇時代)

僧圓珍ガ唐僧ノ死亡ヲ遠ク隔リナガラ知リシコト。

先是。天臺座主法眼和尙位圓珍住本山。忽流涙悲哽言『大唐天臺山國淸寺元璋大德昨夕入滅。』无幾亦悲泣云『淸觀大德亦以入滅。』頻哀法兄。不堪毒慟。其後又哭泣甚悲言『我大唐請益之師良講和尙遼忽遷化。貧道須修追福致門弟子之志。仍捨調布□端於延暦寺講堂。修諷誦。當時聞之者。未有信矣。其後今月唐客來朝之日相語。元璋淸觀兩公竝良講和尙遷化之日。與圓珍和尙先言曾无咲違。弟子或問曰。和尙洞視萬里之外。如在戶庭之中。察知將來之事。如置目睫之間。豈神分之所致乎。將宿通命智之所成乎。私云。宿命之言如何。可謂天眼通力。大師大笑答云『我自少年歸依金剛薩埵。以爲本尊。故現在未來。善惡業報。或夢中示之。或念定之間。現形告語而已。已上傳 ○廿五日庚寅。夜山崎橋火。燒一間。(扶桑略記第二十。陽成天皇時代)

災異ニヨリ冥助ヲ祈ルコト。

五月廿八日戊午。石淸水八幡宮殿自然震動。令神祇官陰陽寮占筮。言可愼大病。朕雖誠愚。而非法不行。非道不言。縱令犯小罪。而不必及大過。而有咎害。奉憑國內神祇。于今無怠。況乎元來歸依三寶。莫不旦夕敬拜。而災異頻發。可有死徵。唯願天地神祇。並三寶冥助。令保身命。已上御記（扶桑略記第廿二。宇多天皇時代）

陰陽師ガ鬼ヲ見シコト。

壺切丸之劍。堀土神泉苑得之。仁和五年己酉正月十八日。太政大臣奏云。昔臣父有名劍。世傳斯壺切。但有名。田邑天皇（文德）喚件劍。賚陰陽師。卽爲厭法埋土。于時帝崩。陰陽師逃亡。是見鬼者也。而不和劍所在。彼陰陽師居神泉苑。爰推量其處。堀覓得此劍。拔所着劍令覽者。是也。光彩電耀。目驚霜刄。還納室。件事仰別當給子。云々。（扶桑略記第廿二。宇多天皇時代）

宗叡和尚ノ神異アリシコト　叡山主神ガ人ニ寄リ託宣ノコト

元慶八年甲辰廿六日。丁亥。僧正法印大和尚位宗叡卒。俗姓池上氏。左京人也。幼而遊學。爰習音律。年甫十四。出家入道。從內供奉十禪師載鎭。承受經論。登棲叡山。元復還情。天長八年受具足戒。就廣岡寺義演法師。稟學法相宗義。數年。復歸叡山。廻心向大受菩薩戒。諳究天台宗大義。隨圓珍和尚。於園城寺受兩部大法。于時叡山主神假口於人。告曰『汝之苦行。吾將擁護。遠行則雙鳥相隨。暗夜則行火相照。以此可爲徵驗。』厥後宗叡到越前國白山。雙鳥隨在於先後。夜中有光。自然照路。見者奇之。久而移住東寺。就少僧都實惠。受學金剛界大法。詣少僧都眞紹。受阿闍梨位灌頂。自內藏寮給料物焉。清和太上天皇爲儲貳之初。選入侍東宮。貞觀四年。高岳親王入於西唐。宗叡請從渡海。初過汴州阿闍梨玄慶。受灌頂。習金剛界法。登攀五臺山。巡禮聖跡。卽於西臺維摩詰石之上。見五色雲。於東臺那羅延窟之側。見聖燈及吉祥鳥。聞聖鐘。尋至天台山。（扶桑略記第二十二卷光孝天皇時代）

恒貞親王ガ臨終平靜ノコト。

元慶八年廿日恒貞親王薨。（中略）嘉祥二年正月。授三品。頃之出家爲沙門。名恒寂。崇信佛道。精進持戒。經歷歲時。絕而無窮。沐浴靜坐。无病而薨。時年六十矣。（扶桑略記第二十二卷光孝天皇時代）

隆海律師ガ死期ヲ豫知シ自カラ焚死セシコト。咒手ノ焦爛セザリシコト。

仁和二年七月廿二日己亥。律師法橋上人位隆海卒。（中略）患風疾。心神疲䓘。告門弟子云『就命時至。當修往生之業。』洗手嗽口。而向西方。再觀念彌陀佛。每修十念。誦二龍樹菩薩加羅及三藏彌陀讚一。至二于命終一。其音不レ絶。又毎日沐浴。如レ此三日。更披二閲無量壽經一。誦二其要文一。命二弟子一掃レ地展レ席。因坐二其上一。至二於夜分一。安坐氣絶。弟子等令二北首臥一。明朝見二右手一。結二彌陀印一。積レ薪焚レ身。火滅形碎。唯印不レ爛。（扶桑略記第二十二卷光孝天皇時代）

鬼ガ婦女ヲ害セシコト。

仁和三年八月十七日戊午。今夜亥時。或人告二行人一曰『武徳殿東縁松原西。有二美婦人三人一。向レ東歩行。有レ男。在二松樹下一。容色端麗。出來與二一婦人一。携レ手相語。婦人精感。共依二樹下一。數刻之間。音語不レ聞。驚怪見レ之。其婦人手足折落在レ地。无二其身首一。右兵衛門陣宿侍者。聞二此語一往見。無レ有二其屍一。所レ在之人。忽然消失。時人以爲。鬼物變レ形。行二此屠殺一。（桑略記第二十二卷光孝天皇時代）

靈狐ガ六條皇后ニ憑リシコト。相應和尚ガ加持之ヲ活セシコト。

相應和尚傳云。仁和四年。六條皇后有二御惱事一。和尚行年六十。依レ召參二於御加持一。三个日夜。不レ動二居處一。永忘二眠食一。四日曉。皇后擧レ音叫喚。屈レ身宛轉。寢殿殆欲二顚仆一。此間靈狐現レ形。出レ自二斗帳乾角一。東西南北。往反走迷。爰太政大臣。並諸人。恐懼戰慄。五情失レ之。於レ是。和尚誦二解脱咒一。震動已止。迷狐僅出。皇后御惱已以平復。勅賜二度者被物等一。已上傳文（扶桑略記第二十二卷宇多天皇時代）

飛鳥貞成ガ轉生シテ馬トナリシコト。淺井春澤ガ夢ニ故人ト問答ノコト。

仁和四年ノ條。叡山南谷沙門藥恒所レ撰本朝法華驗記云。仁和四年。常陸國書生飛鳥貞成。其宅巨富。財貨豐贍。素篤信。崇二敬佛法一。一般請二列百人能書於金光明寺一。寫二百部法華經一。暨二于十度一。書二千部一了。毎日衣冠。禮レ經三遍。設二四日之法會一。演二八座之講經一。於二國分寺一開講供養。東大寺僧延喜。是當時龍象。決擇秀倫。說法無レ比。請二件沙門一。爲二其講匠一。施以二千端之布一。供以二百味之食一。其後檀那卽世。星霜多移。貞成之孫。淺井春澤。勤公有レ勞。賜二國掾一。着二任之間。驛馬之中。有二一斑駄一。背有二銘文飛鳥貞成一。春澤驚異。以二稻千束一。買二得此馬一。厚與二水草一。不二敢役仕一。貞成入レ夢云。『我爲レ償二前生報一。今受二驛馬身一也』。春澤夢中問云。『書二寫千部法華經一。勤二修四日大法會一。何受二此報一乎』。貞成答云。『善慈之報。各以有レ別。雖レ受二馬身一。隔生以後。依二經力一可レ得レ生レ天。苦役之期。已以不レ幾。而贖買二我役一。安身經廻矣』。春澤忽爲二貞成一寫二法華經一部一。厥後彼馬不レ經二旬日一。於二厩中一斃。（扶桑略記第二十二卷宇

多天皇時代）

陽成天皇ガ亂行ニ天下愁苦ノコト。同玉茎不發ノコト。　仁和五年八月己巳日。大臣參內。談說之次云。陽成院之人厄滿世間。動致陵轢。天下愁苦。諸人嗷々。若有濫行之徒。只號彼院人。惡君之極。今而見之。云々。又相撲事。從柏原天皇（桓武）御代。至今代々天皇。皆盡好之。貞觀以後。寂然無音。今聖主不捨之。亦不樂乎。朕本自筋力微弱。而無可敵者。今亂國之主。而莫不日致愚慮。每念萬機。寢膳不安。爾來玉茎不發。只如老人。依精神疲極。當有此事也。左丞相答云。有露蜂者。命宗繼調進。其後依彼詞服之。其驗眞可言也。（扶桑略記第二十二巻宇多天皇時代）

陽成天皇ガ通行セラルルトキ兒女驚キ恐レテ走リ隱ルルコト。　仁和五年十月廿五日。左大臣奏曰。『一日。陽成君乘御馬。直入六條下人家。陪從諸人。捧持杖鞭。女人兒童驚走。或分散。或隱竄云。惡主無益於國』。○廿九日。每日有聞。陽成君有駿河介女子。令院人追捕之。極陵轢。甚憂也。以琴絃面縛。漬于水底云々。○十二月二日。甘南扶持還來云。『去廿九日。申時。始到島下郡。審問事由。鄉人語云。太上天皇（陽成）御此鄉。備後守藏原氏助之宅御在所也。率若干從卒。亂入此宅。家人士女。或遁亡山澤。或逃迷道路。氏助之宅無有一人。此爲狩取安倍山猪鹿也。而夜以松火炬。時臨暮之間。還御此宅。但率童子十二人。厩舍人二人。悉着武裝。帶弓矢。相分前後。騎馬行列云々。今日以件山爲院禁野。宇治繼雄爲專當。牓示路頭。行路之人往還艱難。動加陵轢。愁吟之甚。胸臆何言口云々。（扶桑略記第二十二巻宇多天皇時代）

八幡神ノ託宣ノコト。　寬平元年十二月廿四日辛巳。八幡託宣云。『欲得菩薩裝束並道具等』於是。奉金銅佛漆器坏壇一前。香爐筥一口。呪珠等。相添壇供料誦經布施料綿百屯。（扶桑略記第二十二巻宇多天皇時代）

天皇ノ病ニツキ比叡明神ガ示現ノコト。　寬平二年十二月廿六日丁未。太政大臣請天台座主圓珍。令修法也。及今朝。還向本寺。爰朕請引彼法師。奏曰。天台前阿闍梨（最澄）所寫一切經。未校正也。於是大比叡小比叡明神等。現可按之事。已及數度。又圓珍所給十禪師供養料甚多。所成之功尤少。須轉讀此經。奉祈聖主。（扶桑略記第二十二、宇多天皇時代）

岩石ノ妖ニテ住僧多ク死セシコト。僧増命ガ祈念シテ之ヲ砕キシコト。

夏月。増命安居山上。叡岳南嶺透巖如舌。相向西塔。古老傳曰。智徳僧多以夭亡。是此巖妖也。和尚聞之。望巖歎息。三日祈念。一朝雷電。巖悉破砕。其隕片于今在道傍。（扶桑略記第二十二、宇多天皇時代）

僧圓珍ガ臨終ノ奇瑞ノコト。

寛平三年十月廿九日。天台座主少僧郡圓珍入寂。二十八日。和尚忽自唱門人云。十方聖衆。雲集我房。汝等早應掃灑房舍。排批香華。如此口唱。又手左右相揖再三也。廿九日。臨終之朝。乃謂門人云。如來以法爲身。比丘以恵爲命。汝等宜憶之。其日。食時齋供如常。日沒之後。手結定印。合掌安座。念佛懇至。倍於尋常。至曉更時。起開匣。取三衣。手捧頂戴。取水漱口。右脇臥枕三衣入滅。終無病痛。其夜。滿山大小聞天樂滿虚空。後二日。將火歛。僧徒跪請替三衣枕。和尚乃擧頭令取三衣。時和尚春秋七十八。夏臈六十九。大師自從入山之時。至于臨終之日。博渉經典。憶持義理。或昧旦隱几。俄志齋飡。或終夜對燈。遂無假寢。年及八十。耳目聰明。精神明悟。歯牙無蠹。氣力不衰。食啖之間。曾不別麁澁與甘美也。論者皆以爲。得六根清淨之驗也。披覽一切經。大小乘經論章疏。三遍講演大乘經竝圓宗章疏。不可勝計。已上傳文（扶桑略記第二十二、宇多天皇時代）

賀陽良藤ガ狐ニ魅セラレシコト。

善家祕記云。余寛平五年。出爲備中介。時有賀夜郡人賀陽良藤者。頗有貨殖。以錢爲備前少目。至于寛平八年。秩罷。居住本郷葦守。其妻淫奔入京。良藤鰥居於一室。忽覺心神狂亂。獨居執筆。諷吟和歌。如有挑女通書之狀。或時有與女兒通慇懃之辭。然而不見其形。如此數十日。一朝俄失良藤所在。擧家尋求。遂無相遇。良藤兄大領豐仲。弟統領豐蔭。吉備津彦神宮禰宜豐恒。及良藤男左兵衞志忠貞等。皆豪富之人也。皆謂良藤狂悖自捨其身。悲哽懊惱。求其屍所在。然猶無遇。倶發願云。若得良藤死骸。當造十一面觀世音菩薩像。即伐栢樹。與良藤形體。長短相等。向之頂禮誓願。如此十三日。良藤自其宅藏下出來。顔色憔悴。如病黃癉者。又其藏无柱。唯石上居桁。々下去地纔四五寸。曾不可容身。而良藤心情醒寤。話云。鰥居日久。心中常念與女通接。於是。女兒一人以書着菊華來云。公主有愛念主人之情。故奉書通慇懃。即開書讀之。艶詞佳美。心情搖蕩。如此往反數度。書中有和歌。遞唱和、彼遂以餝車迎之、騎馬先導者四人、行數十里許、至一宮門、老大夫一人、迎門云。僕此公主家令也、公主令僕引大人。於是、從家令入門屛間。其殿屋帷帳。綺餝甚美、須臾薦饌。珍味盡備。日暮卽入燕寢。終成懽好。意愛纏密。雖死無悔。晝則同筵、夜則併枕、比翼連理、猶如疎隔。遂生一男兒。々聰悟、狀貌美麗。朝夕抱持、未嘗離膝下。常念改長男忠貞爲庶子。以此兒爲嫡子。此爲其母之貴也、居三个年、忽有優婆塞。持杖直昇公主殿上。侍人男女。皆盡逃散、公主又隱不見。優婆塞以杖突我背、令出狹隘之間、顧而視之。此我家藏桁下也。於是家中大小大怪。卽毀藏而視之、狐數十散走入山、藏下猶有良藤坐臥之處。良藤居藏下。纔十三个日也 而今謂三年。又藏桁下。纔四五寸。而今良藤和高門縮形出入其中。又以藏下令如大殿帷帳。皆靈狐之妖惑也、又優婆塞者、此觀音之變身也、大悲之力。脫此邪妖而已、其後良藤無恙。十餘年、年六十一死 已上(扶桑略記第二十二、宇多天皇時代)

浄藏ガ幼時ノ奇瑞ノコト。 寛平九年丁巳春、善相公第八子。法名浄藏、齡至七歲。志寄三寶。遂辭儒林連枝之群。竊隨斗藪發露之輩。枕於巖泉之流、臥於松岫之雲。接蹤山林。栖心佛法。父命兒言、欲仕三寶。爲我現驗、若有揭焉之驗。則當任汝本意。于時正月。兒童祕祈護法。令折梅華。感涙濳然。不制修行。其後靈崛驗洞。莫不運步寄身。年十二歲。登壇受戒。玄昭律師爲師。受三部大法諸尊別法等。或居稲荷山。護法隱形。採華汲水。或至熊野川。自然船出來。渡其河流。種々奇異不可勝計。已上本博文 扶桑略記第二十二、宇多天皇時代)

沙門陽勝ヵ空中飛行ノコト。 昌泰四年八月天台山沙門陽勝。於大和國吉野郡堂原寺邊。飛行空中。元是能登國人。其父僧善迯。俗姓紀氏也。母亦同呑日光。卽有妊胎。生年十一。而辭母家。登天台山。從律師玄日勤學。一聞亦不再問。晝學夜修。迯年之間。背不着席。舌不嘗施。或自書法華經。鎭以讀誦。或兼寫瑜伽敎。常以持念。登金峯山之次。尋古仙草庵。彌存幽居之志。到吉野郡牟田寺。三年苦行。初絕粒食菜。次止菜菓食。後每日服粟一粒。夏上金峯山。冬下牟田寺。無倦勤修。終到同郡堂原寺。乃以止住。不食无飢。無衣如暖。如此迯年。遂以飛去。吉野山久住禪衆云。陽勝上人。早既成仙。或逢龍門寺邊。忽以遠去。或遇熊野社下。飛行空中。其疾如風。其輕同雲。昔日同行法侶之輩。

至于舊居草堂。廻皆覩樹。古破法衣懸其枝末。驚怪進覩。是卽陽勝昔時所着袈裟也。其法衣有固結處。乃披見之。裹彼手跡。其狀「倩以此袈裟可送堂原寺延命聖人」者。見付之人取彼法衣。授于延命上人。云々。已上傳」古老相傳。本朝往年有三人仙。飛龍門寺。所謂大伴仙安曇仙久米仙也。大伴仙草庵。有基無舍。倧雨仙室。于今猶存。但久米仙飛後更落。其造精舍在大和國高市郡。奉鑄丈六金銅藥師佛像。竝日月光像。堂宇皆亡。佛像猶坐曠野之中。久米寺是也。智源法師撰集法華驗記云。陽勝仙人。本是台山勝蓮花院空日律師弟子也。元慶三年生。年十一歲。始登叡山。天性聰敏。聞一悟万。習學止觀。暗誦法華。慈悲殊深。憐愍群迷。蛾虱蚊虻委身令餌。登金峯山。尋古仙室。住南京牟田寺。習於仙方。延喜元年。遂以飛去。云々。又籠城石室。有行安居。僧數日不食。持法華經。靑衣童子特物與僧。僧取食之。其味甚甘。其色尤白。僧問來緣。童子答云。『我比叡山千花院之延濟和尙童子也。吾師修行年積。既成仙人。近來又師陽勝仙人也。今此食物是彼僊人之志也』語已退去。不知至所。已上智源法師記也

仁和寺仁元ガ蘇生シテ冥府ヲ語リシコト。（扶桑略記第廿三　醍醐天皇時代）

延喜二年三月ノ條藥恒法華驗記云。延喜年中。仁和寺仁元。内供弟子僧平如。與粟田錄事成師檀契。越那常謂平如曰「我臨終時。不恃妻子。偏仰法師汲引」。爰錄事臥病。卒去已訖。經日夜後。再以蘇生。語云『冥使追行。乃到一城。立於門下。於是花麗高僧一人出來。敎錄事云「閻王必有考訊生前善業者。汝可報言。我有書寫法華經願。」錄事問曰「聖人是誰乎。」僧乃對云。「汝在生時。他人寫法華經。書方便品之日。汝以水加硯。我是彼方便品也。」言畢隱失。卽召廳前。閻王問曰「汝一生間修何功德。」答言發可奉書法華經願。」大王驚敬合掌尊重。卽仰有司。令考虛實。冥官勘札。先立願文。王思慮曰「縱雖妄語。述造經願。須速放還。」錄事懷喜走出。爰有二法師。憧惶立於門側。進來問曰「仁出何事。速以還去。羨以示我」答曰「稱有書寫法華之願。因玆閻王放免返遣。」次召法師。閻王問言「汝生以來作何善業。」法師答言如前。大王免宥如前。二人共以活生。錄事蘇息之後。欲果此願。爲買經紙。與僧平如同車。到市交易之頃。法師走來。褰子車簾。要望殘紙。師見錄事。錄事看師。互雖相視。兩人髣髴。法師漸憶得冥途事。先日一般冥府面謁。幸由仁恩。既被優免。錄事追念。彼此悲喜。法師云「年來住河內國智識寺。勤

寺主職也。」各歸本家。書寫供養。加一滴水。其報不少。已上（扶桑略記第廿三　醍醐天皇時代）

相應和尚ガ修法ニ奇瑞ヲ現ハスコト。　延喜三年ノ條同年。玄昭律師。久沉重病。殆臨死門。左大臣藤原時平。請相應和尚於彼律師房。七箇日令修不動法。經六箇日之日中。壇中。猛火之上。大日如來・不動明王・相竝顯現。和尚與律師。共奉見。自餘人所不見也。律師感歎。揮涙而言。『予蒙和尚修法之靈德。奉見如來顯現之尊儀。既知出自死門。適得再生者也。可謂枯骨更肉。枯木再花之時矣。予雖不敏。豈敢忘德哉。』已上本傳（扶桑略記第廿三醍醐天皇時代）

相應ガ怨靈ヲ恐レシコト。時平公ノ病ニ淨藏ガ加持ノコト竝ビニ奇驗ヲ現ハスコト。菅丞相ノ靈出現ノコト。　延喜九年四月四日。左大臣藤原時平薨。年三十九。病痾之間。內供奉十善師相應。師檀之契年久。然爲恐怨靈。无懇切加持。爰請善相公（淸行）男僧淨藏。令加持矣。然間。菅丞相之靈。白晝顯形。從左右耳。出現青龍。謂善相公言。『不用尊閤諷諫。坐左降罪。今得天帝裁許。欲抑怨敵。而尊閤男淨藏。屢「數」致加持。宜加制止。』爰淨藏依父之誡。退出已畢。則時左大臣時平薨。件左大臣之家室者。禪定法皇（宇多）之妹也。明日法皇自仙家幸其第。則奏淨藏退出之由。淨藏者是法皇之弟子也。不致終始加持之旨。深以勘責。仍淨藏爲恐勅勘。籠居橫川首楞嚴院。三箇年間。苦修練行。或時使者現形。打鐘摘花。人驚耳目。山厨絕煙。飡霞隔日。爰楞嚴院僧延昌。頗有濕潤可送齋飯之由。亦含怨。延昌稱无合米。口房去畢。其後護法取出延昌所納白米三石。蒔散近邊山谷已畢。本主後悔。再三歸伏。出之如本納置。已上傳（扶桑略記第廿三　醍醐天皇時代）

朝廷ノ酒宴ニ亂醉ノコト。　延喜十一年辛未正月十五日。太上法皇開水閣。排風亭。別喚大戶。賜以淳酒。蓋禪觀之暇。法慮之餘。遣避著之情。助送閑之趣也。然應其選者。唯參議藤原朝臣仲平・兵部大輔源嗣・右近衞少將藤原兼茂・同俊蔭・出羽守同經邦・兵部少輔良岑遠視・右兵衞佐藤原伊衡・散位平希世等八人而已。竝皆當時無雙。名號甚高。雖飮酒及石。如以水沃沙也。於是有勅命。限二十杯。々中點墨定其痕限。不增不減。深淺平均。遞各稱雄。任口與飮。及五六巡。滿座酩酊。不通寒溫。不知東西。或魂銷心迷。尸居不動。或舌結語戾。鳥囀難辨。其最甚者希世。偃臥門外。其次極者仲平。嘔吐殿上。其餘我而非我。泥之又泥也。至如經邦者。始示快飲。意氣揚々。終事返瀉。窮聲喧々。纔不亂者伊衡一人。殊有抽賞。賜一駿馬。事止十巡。不更復酌。于時光景漸暮。笙歌數奏。各々纏頭。倒載而歸云々。已上紀家紀（扶桑略記第二十三　醍醐天皇時代）

源光ガ夢想ニヨリ壽命ヲ知リシコト。

延喜十三年癸酉三月十二日。右大臣源朝臣光薨。年六十八。丞相先年夢。有化人告云『汝以年五十九。爲命之限。須延命法。』覺了憂歎。拜請增命和尚。令修觀音法。然間。丞相夢。有優婆塞。身長五寸許。以羽覆面來。相語曰『能留可去之人。是施無畏者也。汝知之耶。』謂施無畏者。是叡山座主增命和尚也。汝命已延六年。』覺了感涙如雨。遙拜叡岳。因之丞相常語人云。天臺座主者。觀音化身也　其後且令座主和尚修延命菩薩之法。其時丞相亦夢。有壯年比丘。語云『汝命復加三年。』于時。丞相年六十八薨。　果如其夢焉。　已上傳文（扶桑略記第二十三。醍醐天皇時代）

相應ガ夢ニ往生ノ地ヲ見シコト。

延喜十五年三月八日。行幸亭子院。相應傳云。相應和尚。對本尊前。祈念可示往之所。夢中明王捧和尚。令坐須彌山頂磐石之上。見十方淨土都率極樂。如見掌中奄羅菓。卽告曰『隨願可令往生。』覺後感涙不覺而落。其後係念於都率内院。而夢中且到外院時。慈慶大德。坐於内院磨金師子。忽看和尚。而出來告云『我依轉讀法華一乘力。既生内院。早還本山。一心一向。可轉讀法華經。』其後專致精誠。奉讀一乘妙典。已上傳（扶桑略記第二十三　醍醐天皇時代）

眞濟和尚ノ靈ガ鵄トナリ出現ノコト。淨藏ガ眞濟ノ靈ヲ調伏ノコト。

延喜十七年丁丑二月三日。律師玄昭行年七十二逝去。律師在也之時。勤仕於亭子院。御授法間。眞濟僧正之靈。忽以鵄形。出現爐烟之邊。爰玄昭律師。以杖打入爐中。燒損其身矣。御修法結願之後。件僧正殊爲律師雖成怨心。不能託煩。但時々最少法師之形從空下來。見其形容之時。頗有怖畏。心神不穩。于時。受法弟子。沙門淨藏。加特攝縛眞濟之靈。其後永无來煩焉。律師感歎弟子效驗。彌致尊重。著法服而禮拜。已上傳（扶桑略記第二十三。醍醐天皇時代）

成意淨師ガ死亡ヲ豫知セシコト。　延喜七年十二月一日。東亡。延暦寺定心院十禪師成意者。素性潔白。无所染著。本自不好特齋。朝夕食之。弟子前云『山上名德。多爲齋食。我師何獨忽諸此事乎。』師答曰『我本淸貧。日供之外。亦无所得。今只隨有。食供米而已。或經曰。心礙菩提。食不礙菩提。』弟子呑舌而罷。數年之後。命弟子僧曰『今日之食。倍於常量。早自例時。』弟子等晨炊供進。便以鉢中飯各一兩匙。普分諸弟子曰『汝曹食我食。只今日而已。』食了語弟子曰『汝參先動寺相應和尚御房申云。成意唯今詣極樂。於彼界可奉謁。亦參千光院增命和尚御房。陳如前言。』弟子曰。『此言近妄。』師云『我若今日不死者。可爲我之狂言。於汝有何所愧乎。』弟子等便之兩所。未及歸來。西面入滅。已上出慶氏記

（扶桑略記第二十三。醍醐天皇時代）

墓ノ崇ニテ疫病ノコト。　寛平十年六月二十二日庚申。政。是日。差宣命使於藤原夫人墳墓。在葛野郡西山依天下疫御占之處。西方女墓有穢物祟之由。卽遣左右看督長。尋認其地。今日遣使。又下山城國。始令置守陵人。○二十六日甲子。爲銷疫癘。有臨時仁王會。（扶桑略記第二十三。醍醐天皇時代）

雨ヲ祈リシコト　寛平十年七月三日辛未。權大納言菅原以下參入。爲祈甘雨。被奉遣諸社幣帛使。惣二十二所。

（扶桑略記第二十三。醍醐天皇時代）

相應ノ臨終ニ往生極樂ノ相ノコト。　延喜十八年十二月二日。相應和尚（上）稱佛堂近。更遷遠室。燒香散花。向於西方唱彌陀名。容貌儼於尋常。音聲雅於他日。望日夜半。右脇入滅。譬如烟盡燈滅。其日。瑞煙聳峰。香氣滿寺。山上僧侶。京下卿士。聞而悲泣。如喪考妣。于時年八十八矣。其日。大津男女聞叡岳南方有音樂聲。驚恠皆出見之。峰上有非烟之氣。雖懷奇異之想。未知何徵。後日聞和尚遷化之由。皆悲泣相謂云『一昨日。叡岳之方有伎樂之聲。祥烟之氣。蓋此無動寺和尚此世化盡。往生淨土之相也。和尚始自登山之日。迄于入滅之夜。未嘗酷糟油蘇之味。陳經宿之物。無服女人裁縫之衣。桑絲蠶綿之類。不著革履。不乘車馬。雖食飯粥。卽時凝浴。行步之時。無橫眼而見左右。睡眠之間。無假身而伸手足。一生之中。過午不食焉。已上傳文（扶桑略記第二十四　醍醐天皇時代）

浄蔵ノ加持ガ治病ノ験ヲ現ハスコト。

延喜二十年十二月二十八日。皇子等賜源氏姓。同比。唐僧長秀。與其父共行波斯國之時。漂蕩海路。寄燈爐嶋。滞中数月經廻之間。其父風痾發動。悩於胸病。適遇不慮便船。僅到着日本國。其病倍増。苦痛熾盛。爰長秀父病不覺之由。啓聞天台座主僧命和尚。座主云『我朝有十八之験者。浄蔵是日本第三験者也。招請遣之』。浄蔵乗撰。往致加持。薬師真言一百八遍。即時應聲其病平癒。長秀感歎云『唐朝隣於印度。佛法霊應。甚以掲焉。然未有如此之人矣。東海別島聖人。效験奇異。因此定知可無第一第二矣』。已上傳（扶桑略記第二十四。醍醐天皇時代）

妖怪ガ宮中ニ現ハレシコト。　増命ガ修法ノコト。

延喜二十三年癸未三月。二十一日。皇太子保明親王無病而薨。年二十一歳。依皇太子穢。停賀茂祭。妖怪見宮闈。訛言満閭巷。主上恐懼。臣下驚動。勅請大僧都増命。参内奉護一人。有御修善。侍臣夢見法軍四面繞守王城。天兵數重警固禁闈。霊験著験。天下無下無事。已上傳（扶桑略記第二十四。醍醐天皇時代）

陽勝仙人ガ飛行ノコト。

叡山智源法師法華験記云。延喜二十三年。陽勝仙人於金峯山語東大寺僧失名云。余往此山五十餘。年八十有餘。適得仙道。昇天冲虚。無有障碍。依法華力。見佛聞法。心得自在云々。其母沉病殆及終焉歎言『我多子中。陽勝仙人尤當鍾愛。若知我心可訪吾痾』。陽勝遥聴。飛來屋上。誦法華經。宅中老少雖聞其音不見其容。仙人白母。吾離火宅。不入烟里。爲孝養故。強來誦經之。與語耳。又云『每月十八日可燒香散華。吾尋香烟。來臨誦經』。故老傳云。陽勝仙人每年八月叡山不斷念佛之比。攀登本山。拜見大師遺跡。餘時不來。信施火炎満山谷故云々。

（扶桑略記第二十四。醍醐天皇時代）

増命ガ瘧ノ祈リニ病鬼逃去ルコト。

延長三年乙酉六月七日。主上有御瘧病。増命僧正依召参内。尊儀不安。無御悩氣。湛誓法師合眼之間。見鬼下殿去。以御衣賜僧正。並給僧等禄。（扶桑略記第二十四。醍醐天皇時代）

尊意法師ガ夢想ノコト。

延長三年七月十四日。宣旨云。左少辨藤原元方傳宣。大納言藤原朝臣清貫宣。奉勅炎旱經旬。雨澤不降。宜仰尊意大法師。始自今月十六日。七箇日間。於延暦寺令修甘雨之法者。謹依勅旨。引率六口僧侶。奉修佛頂尊勝法。尊意和尚夢感四大龍王示現之想。至第四日正中。從東南隅一聚之雲指正北。超彌満大虚。倏

然雨降。（扶桑略記第二十四。醍醐天皇時代）

河原左大臣ノ亡靈ガ冥府ノ苦惱ヲ告ゲシコト。

延長四年七月四日。宇多法皇。爲故左大臣源融朝臣。於七箇寺被修諷誦。其諷誦文。三善文。江之作　右奉仰云。河原院者。故左大臣源朝臣之舊宅也。林泉卜隣。喧囂隔境。擇地而搆。雖在東都之東。入門以居。如遁北山之北。是以年來尋風煙之幽趣。爲禪定之閑樓。時代已不同於昔年。擧動何有煩於舊主。而去月二十五日。大臣亡靈忽託宮人申云。『我在世之間。不修諸善。依其業報。墮於惡趣。一日之中三度受苦。劍林置身。鐵杵碎骨。楚毒至痛。不可具言。唯其笞掠之餘。栲案之隙。因昔日之愛執。時々來息此院。惣爲侍臣不擧惡眼。況於寶體。豈有邪心乎。然而重罪之身。暴戾在性。雖無心於害物。猶有凶於向人。冥吏搜求。不得久駐。我子孫皆亡。汲引誰恃。適所遺非可相救。只悲歎於湯鑊之中。憂惱於枷鏁之下耳。』勅答云。『今爲卿修何善。令脱其苦乎。』報奏云。『罪根至深。妙功難拔。縱修無數之善。不知可脫之期。但於七箇寺各修諷誦。遙聽拔苦之慈音。暫覺無明之毒睡。自余雖修萬善。非我之可得也。於是觀其如此。悲感自然。朕昔居握符之尊。卿亦爲和羹之佐。自分段無間。生死遂隔。難忘藥石之前言。未改魚水之舊契。常思。拔濟得道。早攀覺樹之華。豈慮。出離失媒。永溺苦海之浪。合體之義。既重於曩時。滅罪之謀。須廻於今日。仍卜七箇之精舍。叩九乳之梵鐘。今之所企。是其一也。伏乞。一音任風。忽解鵞鳴之宿訴。三明逐日。國爲瓔珞之後身者。宮臣奉仰所修如件。已上（扶桑略記第二十四。醍醐天皇時代）

菅公ノ亡靈ガ舊宅ニ出現ノコト。

延長五年十月此月。旬間。清涼殿御座邊。奸聞有八聲云々。是月。訛言甚多。或云。故太宰菅帥靈。夜到舊宅。語息大和守兼茂雜事云。『朝廷應有大事。其事應起大和國。汝須好愼行其事。自餘事甚多云々。』但他人不得聞之。彼朝臣祕不他語矣。已上出式部卿重明親王記（扶桑略記第二十四。醍醐天皇時代）

增命僧正ガ往生ノ奇瑞ノコト。

延長五年十一月十一日。僧正增命入滅。春秋八十五。先是。同月四日。俄有微病。告弟子院主仁昭曰。『我前病時。夢有端正比丘。以三重白疊授吾。是則本尊延三月命也。汝等宜知往生時至。』十日。洒掃一室。告門弟子曰。『人生有限。本尊導我。汝等不可近居。』今夜金光忽照。紫雲自聳。音樂遍空。香氣滿室。和尚禮拜西方。念阿彌陀佛。燒香倚几。曉更丑刻。如眠氣止。斂葬之烟中有芳氣。人皆隨喜。無不悲感。和尚年十六歲。於東大寺受戒。行年二十四。廻心向大受菩薩戒。三十三。補內供奉十禪師。就智證大師重受三部大法。究其奧理。和尚不分尊卑。有客來。先下迎送之。不曾怠慢。受戒之後。未曾臥寢。若有宿病者食和尚鉢飯。其苦患者莫不痊愈矣。已上傳(扶桑略記第二十四。醍醐天皇時代)

常寧殿ニ鬼ノ跡アリシコト。　延長七年四月二十五日。夜。鬼跡踏宮中。玄龜門外內・及桂芳坊邊・中宮廳・常寧殿內最多。殿壇入寸餘。似《ルコト》大牛跡。二蹄或三蹄云々。其跡雜青赤毛。一二日間自滅云々。或云。北陣衞士夜見大熊十三頭入陣。越閤即不見云々。或云。常寧殿見鬼。高餘殿棟云々。鬼跡間有小兒跡云々。(扶桑略記第二十四。醍醐天皇時代)

醍醐天皇ガ雷ニ恐レテ發病ノコト。　尊意ガ加持ノコト。　天皇ガ夢想ノコト。　延長八年六月二十六日。未時。大納言民部卿藤原清貫(年六十四。參議 保則之四男也。)・並右中辨內藏頭平希世・及近衞二人。於清涼殿爲雷被震。主上惶怖。玉體不豫。遷幸常寧殿。座主尊意依勅候於禁中。每夜獻于加持。皇帝夢云。不動明王火焰赫奕。威猛厲聲。加持聖體。夢內尊重。覺後聞陀羅尼聲。此則天台座主尊意也。勅左大臣曰。『朕夢如斯。台山座主此不凡人。』已上傳(扶桑略記第二十四　醍醐天皇時代)

人魂ノコト。　延喜二十三年五月二十日未刻。人魂自北指巽行。又奇雲自東山亙西山。其色白黑。(扶桑略記第二十四　醍醐天皇時代)

僧平仁ガ臨終ノ奇瑞ノコト。　尊意ガ平仁ヲ夢ミシコト。　豫メ死期ヲ告ゲシコト。　承平八年五月二十三日。改爲天慶元年。尊意座主傳云。僧平仁生年八十有餘。諸弟子中寂一之髙。年齒長大。受戒以降。轉讀法華。至終无倦。一生以瓦器爲齋食之具。晝夜以一疊。宛居息之藉。麻衣以外亦无餘服。情操質朴。永離希望。天慶元年。平仁以夢想告啓尊意和尚言。『平仁得兜率請。其文云。「爲修法華會。早以可參者」。奉諾之由返報已畢。平仁候和尚前。今日許也。唯有一恨。和尙之前《サキニ》。仁之去乎」。和尙・平仁・遞以悲哀。還私房。後無疾奄逝。臨終之日。告弟子曰。『太虛之中有伎樂聲。汝等聞否、兜率之迎已以到來。容色忩遽。言畢氣絕。已上尊公傳　年代曆云。天台山東塔法花三昧堂僧平忍。座主尊意和尙入室弟子也。至性潔白。不染俗塵。閉戸閑居。不好外遊。晝還於房。夜參於堂。專讀誦法華經。此外無餘。時詣於師言。『平忍今日可生兜率內院焉』。無言歸去、座主驚異。語僧信賢云。『平忍之言頗以可奇、若風痾更發。神心違例歟。相送白米和布味噌等。可問訊之』。送使還來言、平忍已以入滅。告弟子曰。「虛中聞樂。汝等聞否」。兜率迎到。言畢氣絕』。座主尊歎言、『平人陰德。凡慮難測』。已上（扶桑略記第二十五。朱雀天皇時代）

僧淨藏ガ將門降伏ノ爲ニ咒咀ノコト。　天慶三年庚子正月二十二日。善相公男定額僧沙門淨藏。爲降伏將門。於延曆寺首楞嚴院。期三七日。修大威德之法。然間、將門帶弓箭。現立燈盞。人々見驚。然鏑聲自壇中出。指東去畢。淨藏既知將門降伏。公家被修仁王會。淨藏爲待賢門講師。其日、京洛騷動。將門之軍。只今既入京都。淨藏奏曰。『將門之首、今日持參也者』。果如其言。已上傳（扶桑略記第二十五。朱雀天皇時代）

阿闍梨明達ガ將門降伏調伏ノ爲ニ四天王法ヲ修セシコト。　松尾ノ神ノ託宣ニヨリ明達ガ阿部仲麻呂ガ後身ナルヲ知リシコト。　天慶三年庚子正月二十四日。有勅。遣延曆寺阿闍梨明達於美濃國中山南神宮寺。令修調伏四天王法。擢授內供奉十禪師。于時、燒香之煙遍滿寺中。助修僧侶三十八人、各掩其鼻。將門被誅之日。臭香滿國。結願之時。賊主將門其首到來。松尾明神託宣曰。『明達者。遣唐使阿倍仲丸後身也』。云々。（扶桑略記第二十五。朱雀天皇時代）

同ク將門調伏ノ祈請ノコト。　東大寺ノ金剛神奇驗ノコト竝ビニ修法奇驗ノコト。　天慶三年正月又世相傳云。於東大寺羂索院執金剛神前。七大寺諸僧集會。祈請將門調伏之由。然間、數万大蜂遍滿堂內。迅風俄來。吹折執金剛神之髻糸。數万之蜂相隨髻糸。向東穿雲飛去。時人皆謂。『將門誅宮之瑞也』。一云。東大寺羂索院後、有等身執金剛神之像。頭光右方天衣切落。古老云。「天慶之比。有平將門。謀危國家。兵革無絕。公家爲免其難。祈請此寺。神像已隱二十餘日。寺家稱恠。屢經奏聞。疑合戰之不利。彌以恐怖。不經幾日。像已立本壇之跡。見其天冠之鎊。右方已缺落。又其身濕如流汗。現為賊被射損之相也。依此祥異。遂梟將門之首。又公家於大膳職被修小栗栖法琳寺之大元法。古老傳言。壇中血出云々。凡神社佛寺祈請事等。不可勝計。（扶桑略記第二十五。朱雀天皇時代）

尊意僧都ガ死期前知ノコト。

天慶三年庚子二月二十四日。天台座主大僧都尊意卒。年七十七。俗姓。息長丹生眞人。左京人也。歲及六七。好讀文書。村邑諸童推而為首。口唱南無。心樂山林。不嘗魚肉。不害羽毛。隣家有翁。授以千手陀羅尼。幼少之心。常以諳誦。北山有幽遠堂。號曰度賀尾《トガノヲ》寺。登彼道場。三箇年間不歸親家。日夜不斷誦千手陀羅尼。元慶三年九月十四日。生年十四。始登叡山。到增全房。師見器量。授以經卷。敎以義章。同六年。生年十七。習學優長。文義兼通。四月八日。落髮出家。其後、處々靈驗聖跡巡禮。仁和三年四月十三日。年廿二。從天台座主圓珍和尙。受具足戒。隨增全阿闍梨。受兩部大法等。重就玄昭律師。禀三部祕法等。苦行有餘。效驗無雙。臨終前日。剃髮沐浴、漸及晡時。命弟子恒時曰。『余此界之緣已盡。他生之期將至。余從少年歸依觀音。敢無兩心。汝及黃昏。誦千手陀羅尼。加持我身。偏憑汲引。年來之頃願生極樂。今改諸念。欲生兜率。』又令樂叡大德等曰。『葬送之法。不擇日時吉凶。不用陰陽鎭地。啻加持淨水。誦五字咒。洒其點地。結四方堺。又我弟子等。卅九日間。集居舊房。不可念佛。各住自房。修學莫退。』明日及于寅刻。悉脫上下內外之衣裳。更着清淨新潔之法衣。洗手嗽口。步出乘輿。越習禪房。無惱入滅。闍維之間。聊無臭氣。來集之人。皆稱奇異。（扶桑略記第二十五。朱雀天皇時代）

藤原純友ヲ調伏ノコト。

天慶三年庚子十一月二十一日。有勅。遣內供奉十禪師明達於攝津國住吉神宮寺。為降西海山賊藤原純友。二七箇日。令修毘沙門天調伏法。引率廿口伴僧。于時海賊純友等遂以捕得。（扶桑略記第二十五。朱雀天皇時代）

無空律師ガ藤原仲平ノ夢ニ入リ苦惱ヲ告ゲシコト。夢ニ極樂往生ヲ告ゲシコト。轉生シテ蛇身トナリシコト。

天慶八年乙己九月五日。左大臣藤原朝臣仲平薨。七十一 左大臣平生時。與律師無空。與芳蘭契。律師念佛為業。衣食常之。自謂『我貧。亡後定煩遺弟。竊以万錢。置于房內天井之上。欲支葬斂也。』律師臥病。言不及錢。忽以即世。批把左大臣夢。

無空律師衣裳垢穢。形容枯槁。來相謂曰、『我以有伏藏錢貨、不度受蛇身。願以其錢可書寫法花經。』大臣自到舊房。搜得万錢。錢中有一小蛇。見人逃去。大臣忽令書寫供養法華經一部畢。他日、夢律師法服鮮明。顏色悅澤。持香爐。來謂大臣曰。『吾以相府之恩得免邪道。今詣極樂。』語畢西向飛去焉。（已上慶氏記 扶桑略記第二十五。朱雀天皇時代）

岐神ノ山來ノコト。

天慶二年ノ條。或記云。同九月二日丙午。注之。近日、東西兩京。大小路衢。刻木作神。相對安置。凡厥體像。髣髴丈夫。頭上加冠。鬢邊垂纓。以丹塗身。成緋衫色。起居不同。遞各異貌。或所又作女形。對丈夫而立之。臍下腰底刻繪陰陽。構几案於其前。置坏器於其上。兒童猥雜。拜禮慇懃。或捧幣帛。或供香華。號曰岐神。又稱御靈。未知何祥。時人奇之。（扶桑略記第二十五。朱雀天皇時代）

道賢ガ假死シテ冥府ニ至リシコト、菅公ガ大政威德天トナリシコト。

道賢上人冥途記云。弟子道賢今名日藏。以去延喜十六年春二月。年十有二。初入此金峯山。即於發心門椿山寺剃髮。改衣斷絕鹽穀。籠山六年。爰得風傳云。母氏頻沉病痾。戀泣不休云々。因之以同廿一年春三月出山入洛。自後年中一般。蹈攀不倦。自彼入山之春。至于今年之秋。此山勤修既及二十六箇年也。年來天下國土災難非一。隨見觸聞身半如死。加以爲私物怪夢想紛紜不休。天文陰陽頻告不祥。仍爲蒙靈驗之助。抛萬事。攀登此山。從深彌深入。企強信精進。是則先爲鎭護天下。後誓念身上也。更結三七日。無言斷食。一心念佛。于時。天慶四年八月二日午時許。居壇作法之間。枯熱忽發。喉舌枯燥。氣息不通。竊自思惟。既言無言。何得呼人。泣唯作息。思惟之間。出息已斷也。即命過出。立崛外。口負荷佛經。如入山時。眼廻四方。見可行方之間。自崛內一禪僧出來。手執金瓶。盛水與弟子令服。其味入骨髓。甚甘善也。其禪僧云『我是執金剛神也。常住此窟。釋迦遺法守護。我感上人年來法施。忽往雪山。取此水而施而已云々。』又有數十天童子。種々飮食盛大蓮葉。捧持侍立。禪僧云『是所謂二十八部衆也。』須臾之間。從西岩上。一宿德和上來下。即申左手。授弟子令執。相導直道攀登於岩上。窮雪數千丈。適至其頂見。即一切世界皆悉下地也。此山極最勝。其地平正純一。黃金光明甚照。此方有一金山。其中有七寶高座。和上至畢。坐其座。大和尙曰『我是牟尼化身。藏王菩薩也。此土是金峯山淨土也。汝餘命非幾。競命修善。人身難得。誤莫邪行。佛子言。愚暗之身。不惜命盡。但恐建立道場。未究竟命過哉。願示其餘算。又歸何佛修何法。當得增壽命。』菩薩取短札記八字賜之。其文云。『日藏九々年月王護。』菩薩曰『佛子。汝命如浮雲。懸山離散。浮空易斷。汝命且爾。在山修行長遠也。住里懈怠短促也。日藏者。所聞尊與法也。依尊之法。早改汝名。九々者余命也。年月者長短也。王護者加被也。汝護法菩薩爲師。重受淨戒。』于時有自然光明照耀。其光五色。菩薩曰『日本太政威德天來也。須臾之間。從西山虛空中。千萬人衆來。宛如天王即位行幸之儀式。侍從眷屬異類雜形。不可勝計。或如金剛力士。或如雷神鬼王夜叉神等。甚可怖畏。各持弓箭桙稍無量鎌杖也。太政天欲退出時。見佛子云『此佛子欲相示我所住大威德城還遣如何。』菩薩許之。即相共乘一白馬行數百里。有一大池。其池中有一大島廣百里許。其內有八肘方境。々中有一蓮花。其花上有寶塔。塔內安置妙法蓮花經。東西懸兩部大曼陀羅。佛經之莊嚴不可稱盡。又見北方。有一大城。光明照耀。是太政天宮城也。無數眷屬皆入待護其中。大政天曰『我是上人本國菅相府也。三十三天呼我字日本太政威德天。我初相當愛別離苦之悲。非不動我心。故我欲惱亂君臣。損傷人民。殄滅國土。我主一切疾病災難事。我初思念。用我生前所流之涙。必滅彼國。遂爲水海。經八十四年後。成立國土。爲我住城也。然而彼所有普賢龍猛等。盛流布密教。我素愛重此教。故昔日怨心十分之一息也。加以化身菩薩等悲願力。故假名神明。或在山上林中。或住海邊河岸。各盡智力。常慰喩我。故未致巨害也。但我眷屬十六萬八千惡神等。隨處致損害。我尚難禁。況餘神乎。』佛子言、『我本國之人。上下俱稱火雷天神。尊重猶如世尊。何故有此怨心乎。』太政天曰『彼國我爲大怨賊。誰人尊重。而彼火雷天氣毒王。我第三使者名也。自我不成佛之外。何時忘此舊惡之心也。若有居我在世時所帶官位者。我必令傷害之。但今日爲我上人遺一誓言。若有人信上人傳我言。作我形像。稱我名號。有慇懃祈請者。我必相應於上人祈耳。但上人有短命相。愼精進莫懈怠云々。』佛子曰『金峯菩薩賜此短札。未知其意。』太政天釋曰『日者。大日也。藏者。胎藏也。九々者。八十一也。年者。八十一年也。月者。八十一月也。王者。藏王也。護者。守護也。歸依大日如來。修行胎藏大法。餘算八十一也。但如說修行。延爲九々年。尤懺懈怠。促爲九々月。即蒙藏王守護也。自今日後。改本名稱日藏。勇猛精進不得懈怠。』

佛子奉敕命已畢。還至金峯如上披陳也。菩薩曰『我爲汝令知世間災難根源故。遣而已。』又滿德天曰『彼日本太政天者。菅公是也。其眷屬十六萬八千。毒龍惡鬼水火雷電風伯雨師毒害邪神等。遍滿國土。行大災害。國土舊善神不能遮。又去延長八年夏。震害淸貫希世朝臣等。卽此天火第三使者火雷天氣毒王之所作也。我延喜王身內六府悉爛壞也。因爾彼王遂命終。且燒亡崇福法隆東大延暦檀林等諸大寺。卽是使者天所作也。如是惡神等。滅法害生之罪。我延喜王獨反其殃。譬如衆川之水容一大海也。又自余眷屬。勢力與彼火雷王同。或崩山振地。壞城損物。或吹暴風降疾雨。人物併損害。或行疫癘夭死之疾。或令發謀反亂逆之心。然金峯八幡等。我滿德天堅執不許。故不能自由也。』宣授已畢。重敎歸路。佛子赴入巖穴。却得蘇生。于時天慶四年八月十三日寅時也。入死門畢。已經十三个日。僅得再生。記冥途事而已。又追註記入死門間夢事。金峯菩薩令佛子見地獄時。復至鐵窟。有一茅屋。其中居四箇人。其形如灰燼。一人有衣。僅覆背上。三人裸袒。蹲居赤灰。獄領曰『有衣一人。上人本國延喜帝王也。餘裸三人。其臣也。君臣共受苦。』王見佛子。相招云。我是日本金剛覺大王之子也。而今受此鐵窟之苦。彼太政天神以怨心燒滅佛法。損害衆生。其所作惡報。惣來我所。我爲其怨心之根元故。今受此苦也。太政天者。菅臣是也。此臣宿世福力。故成大威德之天。我父法王令險路步行心神困苦。其罪一也。予居高殿。令聖父坐下地焦心落淚。其罪二也。賢臣无辜。誤流。其罪三也。久貪國位。得怨害法。其罪四也。令自怨敵害他衆生。其罪五也。是五爲本。餘罪枝葉無量也。受苦無休。苦哉悲哉。汝如我辭可奏主上。我自身辛苦早可救濟云々』又攝政大臣可告爲我拔苦。起一萬率都婆。已上(扶桑略記第二十五。朱雀天皇時代)

淨藏ノ奇驗ニテ強盜ヲ呪縛セシコト八坂塔ヲ眞直ニセシコト。

天暦八年ノ條。天暦比。沙門淨藏住八坂寺。然間強盜數輩亂入房中。燃炬拔劍。瞋目徒立。更無其所作。且無言語。先後不覺。稍經數刻。更漏漸闌。殆以垂曙。淨藏啓白本尊。早可免遣者。時賊徒適復尋常。致禮共去。同比。八坂寺塔傾斜。殿上侍臣等多來見之。淨藏云『今夜試可直立』之由。約諾已畢。夜坐露地。向塔加持。漸及亥刻。微風吹來。塔婆震動。寶鐸空簇。隨動和鳴。明日見之。其塔直立。見者嘉歎。已上傳(扶桑略記第二十五。村上天皇時代)

天満天神ガ託宣ノコト。　天暦九年乙卯三月十二日。酉時。天満天神託宣記云。『近江國比良宮仁之天禰宜神良種加男太郎丸。年七歳那留童ニ託天宣久。我可レ云事有リ。良種等聞ケ。我加像加タチヲ作メルヲ笏ハ我加昔持リシ有リ。其ヲ今レ取ヨト仰給フ。良種等申久『何處爾加候良牟。』答仰給久。『我物具トモハ此仁來住セシ始皆納置リ。佛舍利玉帶銀造太刀尺鏡ナトモ有リ。我從者仁老松富部ト云者「ノ」二人有リ。笏ハ老松爾持セ。佛舍利ハ富部爾令レ持タリ。是皆筑紫ヨリ。我カ共ニ來レル者止毛ナリ。若宮乃前爾小シ高キ所ニ地下三尺計入テ有リ。此二人ノヤツトモハ甚不調ノ者止モソ。心仕ツカヒセヨ。我カ居タル左右ニテ置カレ不レ言シト思トモ。笏仁依天云フ。此年來ハ像モ無ク有爾禮ハ。不レ告之天有爾留ソ。老松ハ久我仁隨天成奴留者也。是南無至所毎仁松乃種ハ蒔久。我昔大臣止在シ時仁。夢仁松身仁生天。卽折奴止南無見シハ。流井留邊幾相南利介利。松ハ我像乃物也、我瞋恚乃身止成多利。其瞋恚乃焰天仁滿多利。諸乃雷神鬼ハ皆我加從類止成天。惣天十萬五千仁成多利。只我所レ行事ハ世界乃災難乃事也。帝釋毛一向仁任給多利。其故ハ。不信乃者世爾多ク成多利。疫癘之事於毛行邊止宣ハ。此我伴類於無南所々使仁天令レ行留。今ハ只不信仁有無人於ハ。雷等仁仰天令ニ蹈殺一無。惡瘡不吉物ハ有女留。汝等モ我爲仁不信南良ハ。子孫ハ絶天無止須留曾。阿波禮加久云許曾也。世界仁佗呂比悲不衆生於見禮ハ。何天救牟止耳曾思フ。我筑紫仁有之程仁。常仁佛天於仰天願之樣ハ。若命終南ハ當世仁如レ我久慮外乃災仁遇無人。惣天佗悲無者於ハ助救叱。人於沉損世無者於ハ身止生ト願云フ。如レ思成多利。我敵ハ漸无南利多利。今少久有留。其ハ我於切仁歸依須禮ハ暫免多留南利。我宮於今年造多留加喜幾甚面白所也止天。賀茂八幡比叡南止毛常仁坐之給邊利。無レ便爾留曾伊止善之。自余乃神達毛常來坐南利。加久天毛尚狹之。我宮體ハ青松垣白沙於地ニ敷利。背仁ハ高山有利。前ハ大濱。背山ハ雪青山。靈地止可レ云也。花乃散留春乃朝。葉乃落留秋乃夕。月明風涼支時。憐レ風情之地也。南大納言(年名)乃尚齒會ハ此月ソ爲加シ。此天仁槐林乃枝於攀天韻於作八也我曾仁ハ音樂止論義止於令レ爲與。我近邊仁ニ更宍鳥殺事南世之女ソ。嗔恚彌增天何天灾ヲ與止思心起留。皆人ハ加茂八幡止耳云テ。我等於ハ不屑井女利。我ハ憑人於ハ守牟止思心深之。津良幾人一人有也。筑紫來天我居所仁人於送天祈願之人乃思比叶奴者毛近有止毛不向女留。又賀茂八幡トソ祈メル。何神毛我於衣江押伏給ハシ。燒爾燒拂天無小童部毛立出女利也。去月此若宮事也止天。出人仁被レ

障天還來留。仍天可レ申事有於。八端乃角乃邊爾末禮。若ハ坊城乃邊仁來禮。立依天ヤ申末之止宣フ。右近乃馬庭古曾興宴乃地南禮。我彼乃馬庭乃邊仁移居ム。但至良無所仁ハ可レ生レ松。良種申久。『己加身乃上ニ可レ有事。又天下仁可レ有事仰給邊申。我何事於加ハ云無。事可レ有世間南女利。汝等ハ何事加ハ有無。天下乃事於古曾。事止ハ云邊。我世界ニ有之間仁。公事於勤止天。佛物於南無多申止多留其中仁毛。天臺乃堂寺ノ燈分於南無。止多利之。其罪惣深天自在乃身止成止毛。苦事多加留於。彼代仁此邊仁法華三昧堂也ハ立天。大法螺ヤハ毎時吹世奴。佐良波何仁喜之加良無。一大事乃因縁ハ不可思議也リ。我家仁ハ後集乃二句於ヤハ誦世奴。離家三四月止云句止。雁足ニ黏將天帛於懸多留也止云句止於誦世與。初後乃句止於振立誦世無何與有無止宣不。童覺ヌ。仍見聞人相共ニ記レ之。禰宜神良種。神主蒸浦行六人。見聞人（扶桑略記第二十五。村上天皇時代）

禪喜僧都ガ夢ニ佛像ノ招ヲ見シコト。

天暦八年甲寅六月九日。大僧都禪喜入滅。以ニ極樂寺竹林院一爲ニ終焉地一。春秋八十二也。俗姓藤氏。佐京人也。法師幼。夢靈異佛像從ニ天臺山一舒レ手招レ兒。年及ニ七歲一。始登ニ叡山一。參ニ詣中堂一。拜ニ觀樂師如來尊容一。此則夢見像也。幼情驚悟。感動在レ心。年十六歲。出家受戒。一紀籠レ山。性稟聰敏。博涉ニ經論一。延長年中。步ニ三會庭一。帝感傑一。遂任ニ網維一。母逝去後。彫ニ其形容一。安ニ於居傍一。茶菓齋飯。先獻ニ上分一。然後自喫。齒及ニ懸車一。手自繕ニ寫法花一部一。書レ經之時。着ニ淨潔服一。以レ瓠覆レ面。穿レ孔視レ文。正向ニ西方一。先禮ニ彌陀一。內外清淨寫ニ一部一畢。法師生前。上從ニ王公一。下迄ニ黎民一。起ニ其情願一。昇レ高講レ經一千餘度。一生之間。專憑ニ觀音一。昏曉二時。偏念ニ彌陀一。大小便利不レ向ニ西方一。臨終之日。集ニ弟子等一。令レ唱ニ彌陀念佛一。合掌聽受。身先レ所レ念。念佛氣絕焉。往生行業。遂以不レ怠。已上傳文（扶桑略記第二十五。村上天皇時代）

清水寺ノ鬼及鬼火ノコト。

天德四年庚申十月四日庚午。夜。人々於ニ清水寺一見レ鬼。大遍ニ滿京城一。（扶桑略記第二十五。村上天皇時代）

明祐上人ガ臨終ノトキ天上ノ音樂ヲ聞キシコト。

天德五年辛酉二月十八日壬午。東大寺戒壇和尚律師法橋上人位明祐入滅。伊賀國人也。一生持齋。全護ニ戒律一。每夜參レ堂。不レ宿ニ房舍一。及ニ于命終一。念佛不レ休。先一兩日。頗有ニ惱氣一。飲食非レ例。弟子等曰。終日不レ食。勸レ粥如何。師曰。「齋時已過。命終又邇。何可レ破乎。重命曰。「二月者。寺例有レ所レ修之佛事。我慾生而過之也』。十七日夕。弟子等誦阿彌陀經。廻向畢後。師曰『如前可調音樂。』答曰『無有音樂。何言之相誤乎』。師曰『我心神不爽。以前有音樂所陳也』。明日卽世矣。已上（扶桑略記第二十六。村上天皇時代）

錢弘俶ガ幻覺性精神病ノコト。

寶篋印經記云 應和元年春 遊左扶風。于時肥前國刺史稱唐物。出一基銅塔示我。高九寸餘。四面鑄鏤佛菩薩像。德宇四角上。有龕形。如馬耳。內亦有佛菩薩像。大如棗核。捧持瞻視之頃。自塔中一囊落。開見一經。其端紙注云「天下都元帥吳越國王錢弘俶。楷本寶篋印經八萬四千卷之內。安寶塔之中。供養廻向已畢。顯德三年丙辰歲記也」文字小細 老眼難見。卽雇一僧。令寫大字。一往視之、文字落誤、不足耽讀。然而粗見經趣。肝動膽奮涙零涕迸。隨喜感悅。問弘俶意。於是刺史答曰「由先願文。其意難知。但當州沙門日延。天慶年中入唐。天曆之抄歸來。卽稱唐物付屬是塔之次。談云。大唐顯德以往。天下大飢。黃巾結黨。抄劫邊州。煙塵張天。殆及封畿。弘俶爲大將。領天下兵。征代凶黨。及九年比。與賊合戰二十四度。斬首五百餘級。顯德元年春。人彌飢苦。烏合蟻結。螢食華鄙。弘俶麾其師旅。應響攻擊。賊飢不戰。立以大敗。乘勝追北。至汶水邊。洪水頓漲。激浪鼓怒。津處無船。賊徒知其叵脫。各投深水。暴虎馮河之輩 追捕溺殺 其數不知幾億萬。汶水爲之不流 自爾以降 天下淸肅。弘俶復命。弘俶復命之日 主上大喜。作九錫命。封王吳與越 弘俶不幾坐殺若干人罪。得重病 送數月。常狂語云。刀劍刺胷。猛火纏身。展轉反側。擧手謝罪。爰有一僧。告云 汝願造塔 書寶篋印經安其中。供養香花。弘俶咽中發件願。兩三度合掌禮謝 卽得本心。隨喜歎云。願力無極 重病忽差 于時弘俶思阿育王昔事。鑄八萬四千塔。楷此經。每塔入之 是其一本也云々 妙哉。大國之僧。有此優識。惜哉。小藝之客。無其精勤。爰我傾竭身命。訪求正本。□中郊外蹤蹝遍問。適於江郡禪寂寺得件經。其本亦多誤。然兩本相合。互檢得失。終獲其眞。然後日分轉經。終日無倦。夜至誦咒。每夜不眠。漸經三箇月。于時空中有聲。告曰『汝於此經殷重渇仰。但此經有兩譯。師所持者先譯。多除梵本。其後譯者。爲之具足也 其本在伊豆國禪院。天下無二一本。我常與二十八部大藥叉大將等守護彼經。我獨感汝精誠。常廻汝邊。且告此事。』于時小僧就國司。便誂囑可書贈彼經之狀。遂以康保二年四月十三日。送件經。披閱其卷。功能絕妙。耽弄其文。深理染肝。十二分敎爲礫是經。其中如意珠。八萬法藏爲沙是經 其中紫磨金。一句之味如醍醐。百病萬惱。一般消滅 一字之光越日月。鐵圍沙界。倶時照明。非唯忽滅重罪。速證佛果。何得見是經典。聞斯妙理哉已上（扶桑略記第二十六。村上天皇時代）

高階良臣ガ終焉ノ後奇瑞アリシコト。　天文三年庚辰。往生記云 天元三年七月五日。宮內卿從四位下高階眞人良臣卒去。齒過知命。深歸佛法。書讀法華經。夜念彌陀佛。雖臥病筵。不敢一廢。先死三日。其病忽平。剃首受戒。其氣既絕。家有香氣。空有音樂。雖遇暑月稍歷數日。身不爛壞。尙如存生。已上出慶氏記（扶桑略記第二十七圓融天皇時代）

安樂寺ニ菅公ノ託宣ノコト。　藤原時平以下ガ菅公ヲ呪咀ノコト。　菅公ガ死後ノ生活ノコト。　永觀二年甲申六月二十九日戊申 安樂寺託宣。辰時以禰宜藤原長子託宣曰 我此吻下。月來之間。兩三僧侶種々修善。遂以出入 黃昏錫杖之音。日夜懺法之響。念佛讚經 地感天喜。何況。我及眷屬尤有其益。須以件僧等令述陳之。而三摩耶形。是皆釋衆。若用此人。可先法威。仍以愚暗女。輕々令言。何可求賢。不用本心之故也。寺家別當取筆注之。我欲示一事云々。我家子孫遠近有員。內外不隔。漸經數代。遂難相知歟。昔依讒言放我之日。大臣時平卿。光卿。納言定國卿。菅根朝臣。僞稱勅宣。召陰陽寮官人。充給種々珍寶。令呪咀我。並子孫永絕不可相續之由神祭。多送日月。皇城八方占山野。厭術埋置雜寶。然而我不可絕之術隨分相搞。被指姓名之人。皆以短命。又次々孫々不高官位。家貧才乏。是依厭術也。朝家之政豈可然乎。故高視淳茂《アツモチ》朝臣等切々祈念云 子々孫々家業不斷云々 我爲思家文殿書等被空廢事。令遂淳茂登省及第。次口在躬輔正令相續事。一向我加護力。每度成妨乎。大貳朝臣兼式部大輔事又希有。爲家有面目。爲公先憲法。大貳朝臣內外共。末孫又存信心。依發造塔寫經之大願。我深廻謀。今令赴任。暫停他事。早遂此願。致合力之人。現世後生之大願皆成。生々世々因果全熟。我一時之間廻於三界。常住所者濟度。衆生界也。此界普賢文殊觀世音地藏四體菩薩遂來化度 我每日往常釋宮。閻羅王宮。自在天宮。五天竺國。大唐長宮城。並西明寺。青龍寺。新羅國郡武城。當州皇城。並當府。及諸國所々歸依占別宮等也 我隨身伴黨一萬二千八百餘人。惣含恨背世。貴賤靈魂皆以集來。但无理恨之輩。專不相共。昔自少年時。有入唐之心。出身之後。被任大使。依有本意。早欲渡海。而副使長谷雄朝臣聊有相語。遲怠之間。昇大臣官。已以下遂。依彼本執。常在唐家。抑我是蒙攝政之詔。成功之身。朝家定憲何无其賞。只贈一階。大山之上如加一塵。我已負先實事之後。帝釋宮召鎮國明神被勘糺之。隨即種々災變面々出來。公家不堪其譴。改元爲延長之日。授本大臣官。彼左遷時文書皆燒失。不可傳後代之詔門白。是依無罪所行也。役詔作人事旨不快。仍又失對畢。愚人之甚不得其心。贈太政大臣正一位。今爲我无益。而南山隱者等皆大怖咎云々。定無罪由可無例賞云々。依有先蹤也。已無糺事益云々。仍所示也 我每日皇城燒亡度々我見不屑。而伴類中所成。爲公常以嘲哢。令致大費。後々又不絶歟。上自崇道天皇下至菅家小臣不去帝釋宮。愁緒難斷。去昌泰三年正月三日。行幸朱雀院。太上皇（宇多）與今上（醍醐）合顔言談。召我甚密々被仰。天下政汝獨可奏下。改先詔如何。左大臣（時平）見氣色出陣外。我返奏曰。上在大臣先詔下畢。是極不便。有大愁歟云々。議定曰。有召無事。人成怪矣。可上詩。題以春生柳眼中。即被下畢。俄令獻詩。此日。例祿之上。兩帝皇立後宮各賜御衣。衆人驚怪。榮耀無比。左大臣氣色頗異也。又延喜御後。皇胤不變。是只依法皇深御契。所護持也。我家末葉立朝廷者數少。又無力也。吉祥院事誰人堪力得改作乎。氏中十月十七日悔過。于今不怠。子孫不絶。只依此誠也。至公事告而無益。不可披露。此勸修諸僧可令知我歡喜之由云々。

已上託宣略抄。（扶桑略記第二十七。圓融天皇時代）

千観阿闍梨ノ母ガ夢想ニ感ジテ子ヲ得シコト。敦忠ノ女ガ千観ノ往生ヲ夢ミシコト。

永観二年八月ノ條。延暦寺内供奉十禪師阿闍梨千観入滅。俗姓橘氏。其母無子。竊祈観音。夢得蓮花一莖。後終有娠。誕干闍梨。闍梨心在慈悲。面无瞋色。兼學顯密。莫不博涉。除食時外。不去書案。或集法華釋文。具載三宗。或記義科奧旨。各成卷軸。凡厥所去究美窮理。亦作阿彌陀倭讃二十餘行。都鄙老少以爲口實。極樂結緣者往々而多矣。闍梨夢有人。語曰。信心是深。豈隔極樂上品之蓮。善根無量。定期彌勒下生之曉。闍梨以八事而誡徒衆。發十願而導群生。遷化之時手握願文。口唱佛號。權中納言敦忠卿第一女子。久以爲師。相語曰。大師命終之後。夢中必示生處。入滅未幾。夢闍梨上蓮華船。唱昔所作阿彌陀讃。西方行焉。已上出往生記 私曰。此内供之往生。年來未詳。可考。故老傳曰。千観内供蟄居攝津國箕面山観音寺。念佛餘暇。

撰集法華三宗相對釋文之比。天下旱魃。仍公家爲祈雨。遣勅使於内供奉十禪師千觀之草庵。于時千觀與勅使相共登向箕面之瀧。々上有大柳樹。顛仆横覆瀧壺。本上三人竝居。奥坐内供手擎香爐。次居從僧手持水瓶。後侍勅使手執勅祿。千公啓白。致誠請雨。而香爐煙聳。自然滿山。從瀧壺内黑雲昇虚。導師稱曰。法既成就。出山歸房。途中値雨。自瀧至室。可二十餘町。時人隨喜。故傳記也。又同箕面山瀧下有大松樹。有修行僧。寄居此樹下。八月十五日。夜閑月明。天上忽有音樂及櫓聲。樹上有人曰。欲迎我歟。空中答曰。今夜爲迎他人向他所也。可迎汝者。明年今夜也。又無他語。音樂漸遠。樹下僧初知樹上有人。便問樹上人曰。此何聲哉。樹上人答曰。此卌八願之筏聲也。樹下僧竊相待明年八月十五日夜。至于期日。果如其語。微細音樂相迎西去矣。（扶桑略記第二十七華山天皇時代）

安樂寺ニ菅公託宣ノコト。

正暦三年壬辰。十二月四日。安樂寺託宣云々。禰宜藤原長子、同月朔日早旦云。依例昨夜宿御在所。今晩寅時。夢中廟君告仰云。以汝有可仰傳事。不可罷去。但我一兩日可他所也。其間御殿不開。可抵候者。仍召仰宮仕法師淨洞。不開御殿。恒例御供御燈等。於戸外御簾之前批排奉供。同三日夜半。雷公大鳴。降雨如沃。電光似日。天響地震。然間自排御殿之戸。宮仕等驚恐。漸及寅刻。禰宜長子託宣云。寺司等可召者。大宮司安倍近忠託宣旨。仰云。々々。我常思昔。其心不安元者。是昌泰三年正月三日。朱雀院行幸日事也。具如上記。其事漏聞。年内成謀。明年有左遷事。其同心輩不經幾程。皆悉夭亡。子孫各絶。我入滅之後。參清涼殿。拜謁帝皇。奏已古事。合掌流涙。我行西時。故貞信公爲右大辨。歎我遠行。遞通消息。不同兄左大臣謀計。由此彼家子々孫々攝政不絶。我每日三度參帝釋宮。愁訴之後。得自在身。我今懐一絶句。示寺僧等。家門一閉幾風煙。筆硯抛來九十年。我仰蒼天懐古事。朝々暮々涙連々。又一切經論欲令書寫。難會道心之人。我家末葉難遂此願。向後必出來歟。已上託宣略抄。（扶桑略記第二十七一條天皇時代）

疫病ニヨリ佛靈會ヲ行ヒシコト。

長保三年辛丑。春月疫死甚盛。鎭西坂東七道諸國入京洛。疫癘殊甚。仍三月十八日甲午。行幸大極殿。爲除疾疫。修大仁王會。○同二十八日。請千僧於大極殿。令讀壽命經。○五月九日。京師諸人於紫野行御靈會。道路死骸不知其數。天下男女夭亡過半。七月以後。疾疫漸止。（扶桑略記第二十七一條天皇時代）

増賀聖人ガ幼時ノ奇蹟（現狂）ノコト。

長保五年癸卯六月九日。辰時。増賀聖人於大和國十市郡倉橋山多武峯南无房入滅年八十七。直向西方。金剛合掌。乍居遷化。仍不入棺。作轝葬送。晝披法華章疏。終日无倦。夜修彌陀念佛。通宵不眠。以之爲其一生行業。少昇叡山。學業日進。忽慕菩提。現狂遁去。其後數十年餘。偏期往生。不交他事。（已上）智源法師法華驗記云。多年峰増賀聖人。平安京人也。誕生以後。未經旬月。父母下坂東國。乳母抱兒乘馬進發。曉更未明。忽出行間。乳母乍居馬上眠睡殊深。所抱小兒落馬入泥。乳母尚寢不知兒落。空持襁褓過數十町。眠覺無子。駭悲告親。父母聞之。涕叫无涯。牛馬人夫定踏殺歟。爲見死骸泣還尋求。草下水底遍以探涉。往數千步。狹路泥中平正石上。含咲遊臥。父母喜抱。見者稱嘆矣。其夜夢見。泥中石上敷於天衣。令居小兒。天童合掌云『佛口所生子。是故我守護』。乃至年始四歲。㝡初發語。向父母言『我登叡山。讀誦法華。習一乘道。當繼聖跡』。作是語已。更無他言。歲及十旬。昇比叡山。爲慈惠大僧正弟子。習學圓乘。通達止觀。厭有爲世。入無常觀。遂遁叡岳之衆處。永卜倉橋之山林。臨遷化時。坐於繩床。誦法華結。結合掌印。乍居入滅。（已上）（扶桑略記第二十七。一條天皇時代）

聖空上人ガ幼時ヨリ殺生セズ佛ヲ信ゼシコト。胸部ニ阿彌陀佛ノ像ノ文身ノコト。

寛弘四年丁未・三月十三日。書寫山聖空上人入滅。傳云。沙彌聖空者。東京人也。父從四位下橘朝臣善根。母源氏。母產諸子。難產不平。及上人在孕。母竊求墮胎之術。屢服毒藥。无驗。遂誕于上人。如賦无餘恙。上人初生奉手《拳》。開而見之。握中有一針。父母奇之。自幼稚時。不殺生命。不交人衆。爲人閑雅。篤信佛法。志在出家。父母不許。十歲始就師。愛讀法花經八卷。廿七加首服。後年從母。到日向國。三十六遂出家。籠霧島。讀誦法華。日夜無餘念。山菴幽寂。而無四隣。日供絕盡。殆及數日。此時經卷之中。得粳米卅許粒。又牀之下。有煖餅三枚。取而食之。經數日。唇舌猶有甘氣。此後。一鉢屢空。齋儲平日。然無飢苦。數年之後。去霧島。更移住筑前國背振山。卅九年。得暗誦法華經。山中無人。風月淸爽之時。十餘歲兒童等。在同座。共誦此經。又有老僧。形體非凡。以一枚之書授上人。上人以左手握之。老僧耳語曰。『福報遍照。法華光藏。應正等覺』。上人心異之。後到播磨國飾磨郡書寫山。造一間草庵。住之。結構卑微。山木留皮。以薦爲帷幕。以紙爲衣裳。山禽野獸。知心無機。馴而自至。每及齋時。前後群集。先分其食。施之。身素無蟣虱。胸間肌膚。雕顯阿彌陀佛像。代々宰史。及當國隣國道俗。男女老少。無不歸依。南北名僧耆德。洛中公子王孫。賢有識者。感公德行。聞公異態。往々尋行。頂禮結緣。出家以降。一日半時。無有病痛。一心誦經六十年矣。上人少言語。高僧重客相對言談。多言之中。答一二言。一圓不舉。如有所思。惟花山法皇。長保四年三月六日。爲重結緣。密命仙駕。問上人行狀記之。于時地震。蓋是異相歟。已上(扶桑略記第二十八。一條天皇時代)

藤原伊周ガ中宮ヲ呪咀セシコト。　寛弘六年己酉二月廿日。准大臣藤原朝臣伊周有事。只停朝參。呪咀中宮竝第二皇子之輩。公行朝臣妻高階兄子。竝民部大輔方理。同妻源氏。其父爲文朝臣等。召仰明法。令勘罪名。先是。世厭物出來。(扶桑略記第二十八。一條天皇時代)

明救僧都ガ靈驗ノ夢想ノコト。　寛弘九年十二月二十六日癸未。有任僧綱事。大僧正慶圓。僧正濟信。權僧正明救。依夢補之。天皇卽位以後。耳目共不明。仍請大僧都明救於仁壽殿。被始御修法。結願夜。大后夢。明救左右耳目。月共出入主御眼。夢覺。其後。帝王見色聞香。以明救任權僧正。(扶桑略記第二十八。三條天皇時代)

慶祚阿闍梨ガ往生ノ夢想ノコト。　寛仁三年十二月二十二日。戊時。三井寺大阿闍梨慶祚於龍雲坊遷化。年□□□。件夜。大納言左近衞大將藤原朝臣敎通夢見。從東山川紫雲聳昇。雲中放光。竝聖衆前後引導。音樂滿宮。指西方行。主上階下。皆出見之。有人告曰。『是三井寺慶祚阿闍梨之往生極樂也』。已上則以夢告。奏達陛下云々。(扶桑略記第二十八。後一條天皇時代)

僧證昭ガ夢想ノコト。關寺ノ牛ハ迦葉佛ノ化身ノコト。　治安元年改寛仁五年辛酉十一月十一日。松崎山僧證昭來語關寺延鏡上人云。『八日夜。夢一僧來告云。汝奉拜關寺彌勒佛哉。答曰。未奉拜。僧曰。于今懈怠甚。是不信也。今若不結緣者。當來何緣蒙引接哉。件佛者迦葉佛之世。純金五丈之像。釋尊出世之後。又奉造其像矣。歷代之間。頻以藏失。而今及末代希有之上人之所作也。此間一天遙晴。三光相照。近江大湖之上。虛空世界之間。照耀皆以金色也。夢中見之。

數度歡喜。仍及今日。故所參拜也。復企願之後。清水寺內有相善僧。名曰仁胤。特喜此願。與一靈牛。其色黑其力太强。放牧之間。異於群牛。以此牛多運其材。六箇年于今。萬壽元年十月七日。周防掾息長正時。依爲檀越。借乞此牛。正則明朝來語云。今夜之夢。一僧告云。此牛者迦葉佛也。汝專不可用者。今年五月朔日。伊賀掾調時佐。又以來借。隨卽許之。及于翌日。時佐從者大中臣安武申云。今夜夢中。儼然大夫兩人。從寺中出來。出曰。汝以此牛。何擬令役哉。非是平生之凡牛。旣迦葉佛之所化也。口放其詞。以杖追打。須臾之間。數僧出迎。又以同詞。共所追打也。仍於件牛。非可用者。凡閭里之間。普有其夢云。上人雖聞其告。忽不露陳。遠近相傳。自有風聞。而日者謠云。斯牛及十六日必遷化。然而迄于十四日。猶被檜皮服如尋常。後十五日。不出野外。氣力俄疲。只臥堂砌。水艸不共受。形體似相困。爰入道大和國並禪定准后。感其事之希有。憐此牛之形斃。同十六日之朝。共並花軒。忽焉光臨。關白左相府及內相府。爲其前驅。下馬敬屈。連枝上卿。次第相列。不整幸麗。候其松容。自餘陪從。皆是濟輩濟々焉。難可具記矣。殿下先進牛傍。殊致信敬。口陳懇念。心發弘願。手自采草。試寄其口。牛卽銜草。快以受用。動身而相敬。抗首而涕泣。舌雖不堪相語。意猶應知其思。因善根之已熟。値迦葉之再現。知尋過去之芳契。互又締當來之勝緣也。相續臨此堂閣。詣于佛前。禮拜恭敬。尊重讚歎。達嚫之物旣有其色。不能具記。已上（扶桑略記第二十八。後一條天皇時代）

藤原道長ガ怨靈ヲ降スガ爲ニ金堂供養ノコト。

治安二年壬戌七月十四日。入道大相國（道長）供養法成寺金堂。其記言。方今帝王儲皇之祖雖貴。若不勤。其奈菩提何。三后二府之父雖嚴。若不懺。其奈罪業何。建立道場。號法成寺。瓦葺金堂。草創已成。其內安置三丈二尺金色大日如來。一々蓮華葉上百體釋迦。又金色二丈釋迦如來。同藥師如來。文殊師利菩薩。彌勒菩薩。相好圓滿。左右圍繞。彩色九尺梵天帝釋及四大天王。爲住持佛法。鎭護國家也。又五大堂同以造立。安置彩色二丈不動尊一丈六尺四大尊。爲降家門成怨之怨靈。爲專弟子臨終之正念也。亦奉寫金字妙法蓮華經一部。黑字同經百五十部。啒請百五十口之僧侶。施與百五十具之法衣。（扶桑略記第二十八。後一條天皇時代）

橘俊孝ガ託宣ヲ假托セシ爲ニ流罪トナリシコト。

長元五年壬申九月廿七日。出雲守橘俊孝配流佐渡國。可造寶殿

虚誕託宣。奏二聞公家一。依二事實無實一。勘二罪名一所レ配也。（扶桑略記第二十八。後一條天皇時代）

伊勢太神宮ノ託宣ノコト。　長暦三年己卯四月六日丙寅。　有二伊勢太神託宣一。世秘レ之。　故人以無レ知。（扶桑略記第二十八。後朱雀天皇時代）

託宣ニヨリ流人ヲ召還セシコト。　長暦三年己卯七月十九日。　召二返流人前祭主佐國一。依二託宣一也。（扶桑略記第二十八。後朱雀天皇時代）

託宣ニヨリ祭主ヲ停メシコト。　長暦己卯三年八月七日。　祭主大中臣兼興任二若狹守一。依二託宣一。停二祭主一也。（扶桑略記第二十八。後朱雀天皇時代）

夢想ニヨリ賀茂社ニ讀經ノコト。　永承七年壬辰四月七日。　僧綱以下於二賀茂社一。爲レ禳二疾疫一奉レ供二養大品般若經四部一。依二夢想告一也。（扶桑略記第二十九。後冷泉天皇時代）

藤原頼宗ガ往生ノ瑞ノコト。　康平八年乙巳正月五日。　右大臣藤原朝臣頼宗依レ病出家。　二月三日。　入道前右大臣（頼宗）薨。　年七十三矣。　家上紫雲聳現。（扶桑略記第二十九。後冷泉天皇時代）

僧文豪ガ燒身ノコト。　治暦二年丙午五月十五日。　午剋。　四條釋迦堂住僧文豪於二鳥部野一燒レ身。　道俗成レ市。（扶桑略記第二十九。後冷泉天皇時代）

神罰ニヨリ燒死ノコト。　延久二年十月十四日辛未。　戌時。　感神院大廻廊・舞殿・鐘樓・皆悉燒亡。　但天神御體奉二取出一之一。別當安譽身焦二餘焔一。翌日入滅。　世人以爲二神罰一。（扶桑略記第二十九。後三條天皇時代）

僧德滿ガ夢ニ靈地ヲ敎ヘラレシコト。信仰ニヨリテ視力ノ回復セシコト。　承暦三年己未。　攝津國水田郡石良里、有二沙門德滿者一。上野延末之子也。　生年二十歳。兩眼忽盲。　經二三箇年一。參二鞍馬寺一祈禱。　無レ驗。　從レ寺出參二籠長谷寺一。祈請至二第七日一。夢見。　自二御帳中一老僧出來云『我力不レ及。　汝當下往二近江國犬上西郡彦根山西寺觀音靈驗之處一。致レ誠祈願上。三日之內。　各可レ有レ驗』。　夢覺以後。　出二長谷寺一。三月九日參二着彥根山西寺一。泣致二祈願一。至二第三日一。　戌剋ニ兩眼忽開。　始見二佛

前灯明一。件僧今住二彼寺一。常修二長講一。已上出二西寺驗記一（扶桑略記第三十。白河天皇時代）

三井寺ノ佛像經文ガ燒失セシ罰トシテ大旱ノコト。

永保二年壬戌七月十六日乙未。自二今日一於二神泉苑一令三阿闍梨範俊修二請雨經法一。去四月以還。雨澤難レ降。苗稼有二枯旱之愁一。仍被二始修一也。一七箇日。全无二其驗一。雖レ延二修二箇日一。亦以无レ驗。天之令レ然。人力不レ及歟。五畿七道田畠。天下飢饉。古今无レ雙。俗曰。是由二去年三井寺佛像經卷燒失之災一也。（扶桑略記第三十。白河天皇時代）

中宮ガ邪氣ノ爲ニ薨去ノコト。

永保四年九月十五日壬子。中宮俄有二御惱一。邪氣所爲云々。仍右大臣等飛蹄參洛。○二十二日己未。卯時。中宮源賢子三條内裡崩。于レ時年二十八歳。主上悲泣。數日不レ召二御膳一。二十四日辛酉。主上悶絶。天下騒動。歴二數刻一後復二御尋常一。毎月二十二日。丈六彌陀佛各一體造立。毎度修二曼荼羅供一。爲二中宮職御菩提一也。周忌之間。天下之政皆以廢務。帝依レ含レ悲。久絶二世上風波一。誠是希代事焉。（扶桑略記第三十。白河天皇時代）

彦根寺觀音ガ靈驗ニヨリ大流行ノコト。

寛治三年己巳十一月二十八日甲午 内大臣藤原朝臣師通參二詣近江國犬上西郡彦根山西寺一觀二音靈驗一。天下無雙之地也。内府頃年耳根頗不二聽利一。然被レ參二件寺一以後。其恙忽痊。仍爲レ賽二宿禱一十二月十一日丙午。重詣二同寺一二箇日間參籠。○十五日辛亥。攝政從一位藤原朝臣。竝左大臣源朝臣（俊房）同レ車參二詣於彦根寺一。○二十二日戊午。太上天皇引二率王公卿相等一。參二入同寺一。凡洛下貴賤。海内緇素、男女老少。皆以參拜。凌二寒風一而飛二於輕車一。侵二甚雪一而策二於疋馬一。或觀音入レ夢。延二天齡於遐年一。或菩薩出レ驗。得二人望於斯須一。（扶桑略記第三十。堀河天皇時代）

僧經暹ガ夢ニ極樂往生ヲ告ケシコト。

寛治七年癸酉三月二十日丁酉。同日。大和國高市郡倉橋郷多武峯妙樂寺沙門經暹。於二安養坊一入滅。兼日少惱。似レ告二往生一。臨終之日。西向起居。專修二念佛一。稍數百遍。手結二定印一。氣絶終焉。時年八十二。播磨國人也。少年出家。住二三井寺一。既爲二心譽僧正門人一。僧正遷化之後。又就二經救僧都一學二法相宗一。其後處々練行。未レ及二一毛之齒一。栖二多武峯一五十餘年。持戒精進。閑送二餘算一。廣習二眞言奥旨一。傳二授密宗一。學徒一山渇仰。四

隣來歸。凡厥行業偏期二菩提一。入二弟子僧圓慶慈應二人之夢一。往二生極樂一矣。（扶桑略記第三十。堀河天皇時代）

附

癲癇狂経験編

土田献翼卿　著

土田獻翼卿著

癲癇狂經驗編

成己堂藏

癲癇狂経験編自序

獻生陸奥家陳少小耆方嘗有感於有宋范相之言長游江戸得一奇方以廣施於人萍梗十五暑寒其間所覩男女此證不啻千萬但時運用未妙手心間技手滑懸恨欲入地者數矣因揣摩其理朝攻夕索冥有得既而旅寓邂逅

長桒之流其所挟而竒與獻之傳大同、而小異、彼此相質、重被指南、大有會心處、於是斟軽重請寛猛以意製丹砂下氣二圓、及消毒煉、隨證處劑、而投之所嚮比之前日、大有逕庭、及冒土田氏、就官於東都、盧名叩喋、請召頻煩、應接幾乏虔曰、吁獻之拙劣、何足以云、唯其方之神、遇之奇、有以救之也、豈可不競乎、孜孜、謹以奉事乎、獻所歴治、十年來前後千餘人、今就中録出五十餘人、其詳、失之略、一不掩蔽、名曰癲癇狂經驗編、雖不足敢示於大方君子、然於活人之術、未必無關係也、古人云、毋

泄、因蔵于家以待同志者来質焉、
文政己卯之春正月奥州土田献書
於成己堂

癲癇狂經驗編

奥州　土田獻翼卿　著

原病

癲狂疾之由獻以爲伏熱古少有此疾迨近世患之者更多如連染然蓋太平日久而貴賤思慮嗜欲不節之所致也夫人有五藏化五氣以生喜怒思憂恐陽明氣多血常多喜則氣緩怒則氣上思則氣結憂則氣聚恐則氣不行甚則熱伏於胃五藏者皆稟氣於胃故血氣不流通結滯閉塞而結瘕或爲寒疝厥成爲癲狂厥者胃爲氣逆也胃爲氣逆則陽明邪旺下虚上實陽明者

胃脉也。胃者五藏之本、而為六府之海。其氣下行、陽明逆不得從其道、則不得臥、面赤而熱、耳鳴、獨語不休、妄見妄行、越牆上屋、自高賢、自高貴、自辯智、已食如飢、眞響腹脹（腸胃雷鳴）、不覺飢或喘、而悗悗則惡人者、（悗熱内鬱、故惡人煩）所謂胃家實也。默默不言、欲閉戸牖而獨處。如人將捕之者。腹滿䐜脹（肉脹起也）、後不利、不欲食、嘔不得臥、目䀮䀮無所見、耳無所聞、舌巻不能言者、胃虚也。然有初陰而後陽者、有初陽而後陰者、或忽陰忽陽、悲喜笑罵無常、千變萬擾如鬼神。故知證陰陽可以察其虚實。其奄忽發狂而無瘕者、不藥而治。

癲癇之由皆胎病、其證又各異、癲病之發也、卒然之間、顛仆不知人事、吐白沫、口眼相引、手足搐搦、食頃而甦、曰一二發、月一二發、或年四五發、有頭眩目赤者、有身倦攣者、有脊痛者、岐伯曰、此得之在母腹中時、其母有所大驚、氣上而不下、精氣并居、故令子發癲疾也、癇疾之發也、不然、須臾之間、眩暈不知人事、眼目喎斜、手足瘲瘈、或一曰、遠至二日三日、經曰、心脉滿大、癇瘈筋攣、（心脉滿大則肝氣下流熱氣內薄筋乾血涸故癇瘈而筋攣）肝脉小急、癇瘈筋攣、（肝養筋内藏血肝氣受寒故癇瘈又而筋攣脉小急者寒也）又曰、二陰急爲癇厥、（二陰者言少陰）五藏不平、六府閉塞之所

考證

生而仲景之所謂驚癇手足瘲瘈是也、至後人云五癲五癇六癇、以配於府藏則誤矣、

癲狂、語不了了者、發言蹇澀、狀如中風者、或數年後變如癡者、皆難治、

古人作灌水以發伏熱、後人以此法治癲狂、以發伏熱也、余試之其功十居二三、然於虛證却為太害、宜審之、

又癲狂、腹中有積瘕堅如石、按之無痛者、難治、

又癲狂、有伏熱者、不可灸、為崇作煩逆、

主方

素問病能論ニ曰、生鐵落下ス二氣疾ヲ一、本草ニ云、治ム二驚神癲癇

善怒發狂ヲ一、盖シ鐵落雖モ降スト火ヲ、然レモ多ク服スレハ則胃氣虛ス、至テハ二癲癇ニ

則最モ為レ無レ効シト也、是レ不レ可カラ不レ知ランハアル

凡ツ癲狂、以二太黄香附子ヲ一為ス二主藥ト一、太黄平カニシ胃ヲ下シ氣ヲ除ク二腸

間結熱ヲ一、香附散シ鬱ヲ利ス二胸膈ヲ一、然レモ尓タ宜シク下シ昭カニメ二虛實ヲ一而斟中酌ス之上ヲ

靈樞ニ曰、癲疾氣下泄ル者ハ、不レ治セ、虛スレハ則泄ル、孫子邈又タ云ヘフ、癲發

遺糞スル者難シト治シ、試ミルニ之ヲ信ニ然カリ

癲癇狂、禁ス二生冷物、及ヒ酒酪肥脂ヲ一

下氣圓　治ム二癲狂疾ヲ一、和シ胃ヲ下シ氣ヲ除ク二五藏癥結ヲ一、又タ婦人

産後惡露上衝發狂者右蚤煉軽者半劑七日重者一劑七日空心白湯用之日二夜一以衆惡物下為度若有桂枝證用桂枝湯有柴胡證柴胡湯白虎三承氣瀉心之類皆隨其證而處方然服下氣圓以道行三里許時而可服湯液

丹砂圓　治癲狂疾

麦芽汁　治癲狂驚悸煩悶不欲飲食者

右麦芽五匁以水二合煎取一合毎服二合兼用下氣圓半劑七日若不欲下氣圓者糊丸丹砂為衣毎服一匁日二夜一而以之送下更佳

小柴胡湯　癲狂初起少臥驚悸心煩且寒且熱脉浮滑或緊者胃為氣逆胃為氣逆陽明邪旺柴胡湯主之柴胡本為和胃劑故仲景曰上焦得通津液得下胃氣因和加減法悸者加茯苓牡蠣心煩少臥者加黄連山梔子虚煩者加酸棗仁鬱結者香附小便不利者去黄芩加茯苓山扁豆嘔者去黄芩大棗加倍半夏生薑渇者加石膏欬者去人参加五味子乾薑細辛大便難者加大黄苦満難解者加大黄芒硝腹満拘攣大便難者大柴胡湯主之

又婦人發熱譫語経水適来状如鬼神者此為熱入

血室、或下血譫語者、并小柴胡湯主之

降火湯　治少臥心煩驚悸、妄言妄行不休者、

大黄　黄連　山梔子　等分　甘草　少　渇者、加石膏、

右三味、以水一合五夕煎取一合、毎服二貼、

消毒煉　治癩發、眩暈顛倒、不知人事、吐白沫口眼

相引手足搐搦者、右一劑七日、空心酒服、日二夜一、

眼目或腋下、両股胸膈之間、發毒如疥癬、再三以為

疵、及其發毒癩發再三者、不泄則治或為散用之、湯

液又宜隨證處之

経験

原公子、年可三十一二、發癲、凡六月餘、恍惚善驚、夜不得寐、喫烟不絶於口、坐邊火星為點、未嘗知也、諸醫窮伎殫精、弗驗、召余診之、脉浮而滑、胸満心煩、臍上有動、氣積瘕、為両條、大便秘、余意胃為氣逆、動者氣也、邪在氣為是動、夫氣者人之根本也、仲景曰、氣結為積、積者藏病也、五藏皆禀氣於胃、胃氣和即愈、積瘕又如遺、脉法曰、脉者血之府也、浮者為陽、滑者為實、是謂重實、重實者言熱也、與之大柴胡加香附湯、及下氣圓、且曰、病期二月許可治、服藥五十六日、積瘕徐徐而去、果全復故、深澤氏長子、年可二十一二、發癲三月、餘驚悸宵不能寐、惑惑不安居、竊人之隙欲逃者數矣、幸捉之得不逃、於是繋置之室、衆方不治、迎余診之、脉浮而滑、腹滿拘攣、大便難、臍上有動氣、瘕為兩條、余意邪薄於心、經曰、心為牡藏、牡陽也、驚則心無所倚、慮無所定、與之大柴胡加香附湯、及下氣圓、三月餘而全復、故

堀氏攣子、年可十八九、發癲三月、餘少臥、妄言妄見、或悲或怒、取物投人、裂衣弃炎、左右無奈之何、衆醫皆不効、迎余診之、脉浮而滑、心下痞鞕、寒熱相半、舌上白胎、目赤、臍左右有瘕為兩條、余意陽明邪實與

之大柴胡加香附陽及下氣圓五月餘而全復故一貴紳年可四十一二患癲少臥善驚悸有時上逆妄言妄走眼光射人力倍於常侍者數人拘制之醫者為氣虛不可治進之半夏瀉心加鐵砂湯數日召余診之脉浮滑腹滿拘攣舌上黑胎大便難齊左右有瘕為兩條按之有痛余意熱盛於胃而及四支四支皆稟氣於胃逆則奪氣視其不重語決非氣虛進之大柴胡加香附黃連湯及下氣圓五六日病勢漸退前醫云翼卿之處方也不辨虛實唯用下氣圓變不可圖小人常知君之腹脉希進一方而佐以下氣圓左右

皆惑為以語余余曰不然古人云拙者曰疑殆先為
不治而後為可治此其不知毒之所在也如夫温補
吐瀉不得其處則危笑進之前方四月餘而全復故
一士紳年可三十二三發癲一歳餘少臥默默不言
惡人白晝曾不食一物至夜則食衆方無驗召余診
之脉浮滑心下痞堅臍左右結瘕大便難余意心為
壯藏胃為氣進則意想錯亂藥五六月許而胃氣自
和與之大柴胡加香附湯兼用下氣圓病人拒之不
飲因為丸進之凡七月餘如有功而病又漸左右皆
疑為以責余余答曰昔白扁鵲有言云病在腸胃酒

醪之所及也、夫何患之有、今君之服藥、未及量之半、而責効于期月之限、非余之所敢知也、雖然伏熱已發、布勿怠于藥、是可矣、如其司命、左右其摸之、曰諾、服前方一歳餘、而果全復、故

大塚某者、年二十五、發癲、終夕不寐、鬱陶無語、善怒、目光熒然、衆方不愈、迎余診之、脉微而緊、胸滿、心下痞、齊左右有瘕、爲兩條、大便難、余意經曰、少氣善怒者、陽氣不治、陽氣不治、則陽氣不得出、肝氣當治而未得、故善怒、善怒者、名曰煎厥、（煎迫而氣逆）與之大柴胡加香附湯及下氣圓、五月餘、而全復、故

山田某者、亲楡罷官、既而發癲、終日奴奴終夜不寐、或時叱曰、寤前有人言吾前事、家人謀娛之、俱往觀劉、至則罵云、彼皆為吾前事、怒不可解、迎余診之、脉洪大胸滿、心下痞、大便難、舌上黒胎、余曰氣疾也、古人云、喜怒而得者、遇喜怒而發、脉法曰、脉洪大者實、與之下氣圓四劑、而全復故、

龜井某者、年可四十一二、于役越後、忽然發狂、罷歸江戸、中夜輾轉時自驚呼云、百姓鳴鼓來攻甚急、救我如此累月不止、衆醫技竭、迎余診之、脉浮而滑、胸滿心煩且悸、齊左右有瘕為兩條、大便秘、余意陽氣

上甚而為耳鳴経曰頭痛耳鳴九竅不利腸胃之所
生也如其聞鼓聲意有所悪也與之大柴胡加黄連
山梔子湯及下氣圓須之覺鼓聲日遠而全復故
永由某者年可十八九歳狂歌哭不舎晝夜目赤而
熱迎余診之脉浮而滑心下痞當臍有動氣飲食過
度大便秘経曰狂妄目赤言火盛也火者言熱胃中
有熱即消穀引食大便必堅與之降火湯及下氣圓
七月餘而全復故
白井某者年可二十一二歳狂晝夜不寐嘆呼妄走
不避水火悲喜笑罵不辯親疎家人不能拘制繋置

之室衆方不驗迎余診之脉滑大腹堅滿飲食過度
大便秘與之大承氣湯及下氣圓瀉下日數十行於
是作大柴胡加香附黄連湯與之出入十月餘而全
復故

竹澤某者年可三十一二發狂嘆呼妄走不舍晝夜
其家素識余來請治診之脉洪大胸滿上逆舌上黑
胎少腹如削臍左右有瘕爲兩條大便秘目光爛然
自稱權貴經曰衣被不斂言語善惡不避親疎者此
神明之亂也脉法曰脉洪大者實與之大承氣湯及
下氣圓數十日瀉下日二三行而胎變爲黄於是作

大柴胡加香附湯《ヲ》與《フ》之《ニ》五月餘而平復如《シ》故《ノ》

秋山某者《ナル》年可《リ》五十二三發《ス》狂《ヲ》誦經終日不《ル》絶《ヘ》口《ニ》或手自《カラ》寫《シ》之《ヲ》以《テ》物《ヲ》施《ス》衆《ニ》醫更《フ》數人《ヲ》不《ルモ》効《アラ》迎《フ》余《ヲ》診《スルニ》之《ヲ》脉浮《ニメ》而緊胸脇苦滿心下有《リ》動氣舌上黒胎大便難手足有《リ》腫余恐《ル》水毒倍加《セラ》辭《ス》之《ヲ》親眷苦《ヨ》請《フニ》不《ル》已《ヲ》與《フ》之《ニ》大柴胡去黄芩加茯苓湯及《ビ》下氣圓《ヲ》四十餘日狀稍《ヤ》止《ム》腫《モ》尓盡《ク》去《ル》余云《フ》此破竹之勢《ヒ》機不《ル》可《カラ》縱《ス》既《ニメ》痰逆上衝頭痛發熱舌上乾燥皆以《テ》為《ス》虛火鬱熱《ノ》所《ロ》致《ス》更《フ》醫《ヲ》十餘日而痰雖《モ》頗《ル》殺《ス》前證復《タ》大《ニ》發《ス》家中恐怖《シ》措《ク》重《テ》来請《フ》治《ヲ》與《フ》之《ニ》前方《ヲ》二月餘全《ク》愈《ユ》病人自《カラ》憲《ハカリ》其再發《センコトヲ》猶索《ム》下

氣圓余曰、既以三石、熱灰、洗子腸穢、靈府澄清、莫須之為也、廼加額讖曰、果然則先生之恩天地俱無盡也、

村山某者、年可二十一二、嘗患梅毒、荏苒兩春、毒焰曰熾、陰莖腐亂、心中鬱結、發狂、奔躁不納粥飲、身體羸甚、百方皆屈、迎余、診之、脉浮而數、上衝、心下痞堅、舌上白胎、與之小柴胡加香附湯、及下氣圓、半劑七日、一百五十餘日、而全復故、

田村某者、年四十、發癲、二年餘、言無常、耿耿不寐、覺神魂離散、醫不能療、迎余、診之、脉浮而濇、胸滿、寒熱、

往來舌上白胎不欲飲食大便自利巨利如奔馬余
意氣虛經曰氣虛者言無常虛里者脉之宗氣也其
動應衣宗氣泄也泄言發也脉法曰浮而濇脾氣不足胃
氣虛也故膀胱不約而利不可救家人強索藥去得
一日治縱死猶可迺與之小柴胡加香附湯及下氣
圓半劑七日一百餘日而全復故然遂未得其解也
星某者年可十八九扈從某人之松前發癲晝夜不
寐妄走妄語與還江戶行程二百餘里其際狀之變
擾不可勝言迎余診之脉浮滑胸滿上逆心中悸煩
寒熱相半大便難默默不語善悲傷唯言臣罪萬死

不容與之柴胡桂枝乾薑湯及下氣圓三十餘日而
全復故
高橋某者年可十七八發癲少臥恍惚善驚衆醫束
手或云鬱勞迎余診之脉沉緊胸脇苦滿寒熱往来
舌上白胎與之小柴胡香附湯三十餘日而全復故
一醫塩澤某者年可三十一二發癲百藥不効使人
請下氣圓狀云胸滿心煩壹鬱不言有時驚悸與之
下氣圓一劑半七日病勢徐徐而去平復如故書以
謝之
武州川越白村賣薪兵右衛門者来言曰吾邑有發

狂者二人、一男、一女、妄言妄行、不舎晝夜、希請下氣圓數劑以試之、余云、遠方之人、不能診察則病之處實不可知、雖然語言不變、不為癡狂、皆可治也、與之下氣圓四劑、後来謝云、二人平復、果如先生之言、

桐戸某者妻、年可四十一二、發癲、良人来言其狀云少卧、胸脇苦滿、飲食過度、大便秘、與之下氣圓半劑七日、便猶秘結、心腹痛、更為備急圓一匁五分與之、云先投三分、不利則更與三分、謹勿過量、病人誤服盡之、既而瀉下如傾、腰脚萎不能起居、家人大驚来言其狀、余云、飲食過度大便秘者、胃實也、一瀉腰脚萎何

患之有與之下氣圓三劑、半劑七日、而平如故、

倉田屋善兵衛者妻、年可四十四五、發癲、五月餘、百

方不驗、来言其状、云心胸苦煩、悪人、惑惑不安居、太

便秘、與之下氣圓五劑、半劑七日、而平如故、此五人者、余

未待切脉、徒聞其證、而知其治、至如考證所言、百藥

無効、醫者不揣其事、湯用吐下之劑、或鐵砂、水銀、硫

黄、巴豆、大戟、甘遂之類、拔之、不辨當否、而求偶中之

治、其頼豈得無有泄乎、

八百屋平兵衛者子、年可三十一二、發狂、歌呼於路、

不辨東西、家人母、可奈何、縶置之室、一兩日、手足為

腫狀如鞠、迎余診之脉浮數胸滿發熱大便秘余云斯子毒錐淺而變濕尤深宜先攘之爲與排毒加太黄劑二十一日、而全復故余初以爲服藥數百日乃可能治不料唯投排毒劑未及服下氣圓浹旬間自脱然是亦遂未得其解古人所謂不藥而愈殆是乎

袴屋喜兵衛者年可六十二三初患中風既而驚悸少臥妄走獨語不休迎余診之脉浮滑心下痞堅大便鞕語不了了余意是癲疾而語不了了者中風之爲也與之大柴胡加黄連湯及下氣圓四十餘日而全復故

魚鋪清右衛門者、年可三十八九、家窶而多累、北門
之詠、唯頼杜康一日妄走環室、云官今来捕急救我
家人驚愕、来迎余、診之脉浮而滑、胸満、上逆、眼目如
朱、齊左右結瘕如拳、大大便秘、自言胸中有物為聲
如應聲蟲、余意氣疾與之大柴胡加香附湯及下氣
圓三十餘日、而愈、余誡之酒曰、酌則再發、居歳餘、其
禁稍弛、前證出、與前方二十餘日、而平如故、
小梅村岩次郎者、年可十七八、一日出賈、日暮途遠
過城壕邊、忽如有鬼襲之者、毛髪灑灑、歸家顔色沮
喪、言語失次、經衆醫數日、遂默默不言、僉謂難治、其

家固聞余名来請診之脉浮緊腹満發熱舌上黒胎大便秘余曰癲也須藥三月許而愈経曰胃為氣逆為忍為噦灑灑振寒者陽盛而陰氣加之脉法曰浮為熱緊為寒陽中有陰可下之與大承氣湯及下氣圓數十日瀉下日二三行而胎變為黄於是作大柴胡加香附黄連湯與之兼用下氣圓過三月無効家人怪之因欲更醫余亦頻慰其族重三郎者妄徃喪心頼余得再為人故信余特厚聞之趨来云先生常刺人患千百不失一豈獨於斯子誤之乎是必有故也輙延病者於其家自執湯藥與之三月餘而果

全復故、後病者自首曰、初服藥啗而不驗、覩人之無而竊吐之、重三郎以其言具告、一堂閑然、

下總州關宿吉原莊左衛門者、年可四十二三、發癲少臥、頭眩、善驚悸、壹鬱無言、百方不効、来請診之、脉浮緊、胸滿、心下痞鞕、少腹如削、臍左右有瘕、為両條、大便秘、余意煎厥、與之大柴胡加香附黄連湯、及下氣圍病、人難服藥、家人強之、七日餘疾少間、藥漸進出入、五月、而全復故、

浅見氏室、年可三十四五、發狂、二年餘晝夜不臥、悲喜無常、或呼走東西、方其劇時、力倍男子、數人不能

制《スルヲ》衆醫不敢處《テ》劑《セ》迎《フ》余《ヲ》診《スルニ》之《ヲ》脉浮《ニシテ》而滑胸満上逆舌上黒胎環《ツテ》齊有《リ》瘕飲食過度大便秘吐《スルコト》白沫日二三合許余意胃實経《ニ》曰已食如《キ》飢者胃疸也瘨《ス》熱《ヲ》言《フ》也吐《スル》白沫者飲食不化也與《フ》之降火湯及《ヒ》下氣圓三月餘胃氣漸和《ヤハラギ》白沫自止《ム》於《テ》是作《テ》大柴胡加香附湯與《ヘ》之兼《子テ》用《ユ》下氣圓十月餘病猶自若家人難《ス》之其族醫人渡邊某者来《リ》云《フ》翼卿《カ》之於《ケル》癲癇狂也先《ツ》知《ツテ》其治不治《ヲ》而後藥《リス》之其治之驗余所親見《ル》今二豎将《ニ》逃《レント》勿《レ》誤《ルコト》其機《ヲ》服藥《ヲ》一歳餘而果全復《ス》故

内藤氏室年可《リ》二十八九發《ス》癲《ヲ》歌哭不舍《カ》晝夜或嘗《ハ》

衣而舞、著不擧、凡一月餘、曾無羸色、累治不効、迎
余診之、脉浮而緊、胸滿苦煩、寒熱往来、舌上黄胎、大
便秘、経曰、陽盛妄言罵詈、不避親疎、而不欲食、余以
為不欲食者、胃之鬱也、與之小柴胡加香附山梔子
湯、及下氣圓、而和胃下氣、出入三月餘、而全復故、
一院主室、年可三十二三、曾從院主到京、發癲、二年
餘、終夕不寐、鬱陶不言、常懷悲愁、不欲食、窺人之隙、
欲死者數矣、幸救之得不死、於是猥媟同輿、抱之歴
數十日、而歸江戸、聞余之名之久、因迎余診之、脉沉
而微、胸滿短氣、心下悸煩、寒熱往来、舌上黄胎、臍左

右有瘕為而條余曰夫癲狂數年後恍惚狀如癡者非藥物所及何則心經先鬱也今夫人之疾鬱積而發非朝夕之故心經雖瘕然幸未全弱尚可療為與小柴胡加香附山梔子湯及下氣圓七日半劑二百餘日舊證漸息而徹夜躛言皆其往事也於是作麥芽汁消食和中開胃除煩悶兼用下氣圓出入一歳餘而全復故

伊田某者側室年可五十四五發癲妄言妄語夜不寐諸療不効迎余診之脉微而滑胸滿悸煩有時上逆目赤而熱與之大柴胡加山梔黄連湯及下氣圓

五十餘日、而平如故、
鈴木某者女、年可十七八、將嫁發癲、夜無寐、善驚悸、
妄行、獨語不休、已食如飢、無論湯藥、以砭以灸、或瀉
水以攻之、病自若、迎余診之、脉浮而滑、心下濡、且煩、
大便秘、臍左右有瘕、如拳、大、余意因有憂鬱之患、経
曰、言而微、終日乃復言者、此奪氣也、與之降火湯、及
下氣圓、三十餘日、余時將之陸奥、語之曰、閨秀病已
除、惟進下氣圓兩三劑、無憂也、及還、某来謝去、果如
先生所言、
近藤某者妻、年可二十四五、患喘歴年、自爾發熱妄

語、常懐悲愁、白晝見鬼、醫莫能治、迎余診之、脉浮而
緊、胸満、寒熱往来、舌上白胎、余曰癲也、経曰、神不足
則悲、妄見妄聞、善呼者、少氣之所生也、與之小柴胡
加黄連香附湯、及下氣圓、半劑七日、三月餘而全復、故
川島某者女、年可十七八、發癲、少臥、善悲傷、心中遑
遑、恒懐不安、来請診之、脉浮緊、胸満悸煩、與之小柴
胡加黄連山梔香附湯、及下氣圓、半劑七日、一歳餘而平
復如故、
富永某者室、年可二十四五、發癲、妄走妄語、夜少臥、
吐白沫、日一二合、衆治不効、迎余診之、脉浮而大、胸

滿上逆足寒巨里動徹衣大便難與之大柴胡加香附湯及下氣圓三月餘而全復故

篠澤某者妻年可五十二三發狂步臥妄言妄走如鬼魅之者其家固聞余名來請診之脉浮而滑腹堅滿飲食過度大便秘臍左右有瘕爲兩條舌上黒胎余意胃實與之大承氣湯及下氣圓十餘日瀉下日二三行胎自去於是作大柴胡加香附黄連湯與之兼用下氣圓六月餘如治如不治而遂全復故

吉川某者女年可二十四五善鼓箏發癲大逆上氣聲啞鬱陶夜不能寐來請診之脉浮緊胸滿苦煩寒

熱往來齊左右有瘕爲而條大便難經曰五邪所亂

邪入於陽則狂入於陰則痺搏陽則爲巓疾（顇註曰顛癲同）

搏陰則爲瘖所謂府藏受邪是邪勝正也與之大柴

胡加香附山梔湯及下氣圓（半劑七日）五月餘而全愈

阿保某者女年十八發癲善驚呼曰白艶粧有人語

而過其門者則謂彼惡我也醫不能療迎余診之脉

徴而緊胸滿煩熱齊上有動與之小柴胡加香附山

梔湯及下氣圓三十餘日而平復如故

高坂某者妻年可四十四五發癲五年餘頭眩不能

起唯覺屋中旋轉迎余診之脉浮而滑胸滿心煩環

臍ニ有リ瘕、大便秘、經ニ曰、水大過ナレハ則忽忽善ク怒リ眩冒巓疾ス
蓋シ陰不勝タ陽也、與フ之ニ下氣圓一百五十餘劑ヲ而メ全ク愈ユ
西山某ナル者ノ妻、年可リ三十四五、發ス狂ヲ少ク臥スコト、妄言妄行不
休マ惑惑トメ不安ロ居ヲ、面赤ク而メ熱ス、目光爛然タリ、狀チ如ク鬼魅ノ、衆治
不愈ヘ、迎ヘテ余ヲ診セシム之ヲ、脉浮滑、心下痞堅、飲食過キ度ヲ、大便秘、
臍上ニ有リ巨塊、動氣築築、醫或ハ云フ可シト吐ス、余カ曰、病ヒ在ラハ胸間ニ
則可シ吐ス、今病ヒ在リ胃ニ、不可カラ吐ス、與フ之ニ大柴胡加黄連香附
湯、及ヒ下氣圓ヲ、八月餘、而メ平復如シ故ノ、
眞部某ナル者ノ女、年可リ二十、發ス癲ヲ、妄行獨語不休マ、夜無ク寐コト、
善ツ笑フ、凡ツ五月餘、迎フ余ヲ診セシム之ヲ、脉浮緊、心胸悸煩、大便難シ

與之大柴胡加香附山梔湯及下氣圓、十月餘而平
如故。
上州屋彦次郎者妹、年十九發狂、披髮裂衣、喜敲戸
牖、爲聲已食如飢、終日刺刺、足不能履地、狀類物憑
之者、醫巫百方不能弭、迎余診之、脉浮而緊、胸滿上
逆、臍下有動、結瘕如拳大、大便難、與之大柴胡加黄
連湯及下氣圓、四月餘而全復故、其冬遂適人。
玉川屋仁兵衛者妻、年可三十一二、發癲頭眩慵於
言語、善哭多夢、不安臥、迎余診之、脉微而緊、胸滿煩
悸、臍左右結瘕、仲景曰、邪哭使魂魄不安者、血氣少

也、與之小柴胡加香附湯及下氣圓、半劑一七日、三月餘、而平如故、

伊勢屋孫兵衛者、女年可二十一二、産後惡露上衝、發狂奔躁、獨語不休、迎余診之、脉洪實、齊上有動、飲食過度、大便秘、與之大承氣湯及下氣圓、二十餘日、而全復故、

劍頭鋪源藏者、女年二十、發癲、六月餘、起臥不安、敎憂沈鬱慮、無所定、迎余診之、脉浮緊、上衝、心下痞、按之、濡、齊下有瘕、如拳石、大便難、與之三黄湯及下氣圓、三十餘日、而平如故、

浅香屋重三郎者妻年可三十一二發狂因余獲治其翼年遂舉男産後前證稍發與之大柴胡加香附黄連湯及下氣圓十餘日而愈二年後又舉男産後五六日前證復發為與前方一月餘而愈癸酉之春懷胎初夏前證又復劇發對人悲喜笑罵或妄走不避水火自言先祖怒我診之脉浮而滑胸滿上逆面赤當臍有動氣少腹如削大便秘吐白沫日二三合與之前方一月餘稍愈既而復劇余以為癥毒逼心與之桃核承氣湯一二日又用前方及下氣圓出入二百餘日而全復故胎亦無恙

山中某者妻年三十發癲少臥獨語善悲傷凡人語入耳輙為惡已迎余診之脉微而緊胸滿悸煩脅左結瘕如棍按之痛不可忍經曰悗則惡人（悗熱内欝故惡人煩）與之大柴胡加山梔香附湯及下氣圓半劑七日七月餘平如故

本由某者年四十發癲少臥心煩善驚妄行獨語不休請余治藥三十餘日家人託事更醫後百餘日又迎余言曰幸遇神醫病患全除雖然子以治癲癇狂為己任更為診之余曰醫者理也理者意也各有所見如其治不治子其問之神醫家人苦請診之脉浮

緊、心下痞、當臍有動氣、瘕為而條、余曰、子以外貌循常為病、全愈忽然而胃氣不和、幸勿以少愈忽之、家人有不信之色、後百餘日、忽然出家、遂不知其所之也、昔白越人知齊桓之病、桓公為醫之好利而不應、遂以世之庸醫弄權、不揣病浅深、誤人者多矣、此不獨醫人之過、亦病家之過也、

相田氏子、年可十七八、發癇、五月餘、善驚悸、眩暈不知人事者一日、或二日、視人則皆為馬面鳥形、衆方不治、迎余診之、脉浮滑、胸滿上逆、面赤而熱、臍左右瘕為而條、余曰、氣疾也、五雜俎載松滋令恙患忽疾

不識字、又有人得病、視物皆曲、此之類也、與之大柴胡加黃連湯、及下氣圓、五月餘而全復故、

伊藤氏室、年可四十四五、患癲七月餘、月一二發、其發眩暈顛倒、不知人事、吐涎沫、口眼喎斜、手足瘲瘈、衆方不驗、迎余診之、脉浮而緊、心下痞鞕、有時上逆、與之半夏瀉心湯、及消毒散、五月餘不復發、

金田某者妻、年可二十四五、患癲七年、餘月一二發、百治不愈、迎余診之、脉微而緊、胸滿、心下痞塞、齊下結瘕如雞蛋、動氣徹衣、余言胎毒鬱深、然氣猶不泄、五六月許、可愈、與之半夏瀉心湯、及消毒煉、六月餘、

而猶不止、家人難之、余曰、不信醫、不治、無以愆期、故誤其治、因待其毒稍除、重作消毒煉與之、滿身發毒如疥癬者再三、出入九月餘而全復、故

岩崎文太夫者女、年破瓜、患癩七年餘、月一二發衆醫以為不可治、來請診之、脈浮而緊、胸滿、心下痞堅、當臍有動氣、大便秘、與之大柴胡湯及消毒煉、目中、腋、及股下、發毒者四五度、出入十月餘而全復、故

駕屋藤七者妹、年可二十二三、患癩三年餘、月二三發、衆方不効、來請診之、脈浮滑、腹滿、上逆、大便秘、與之厚朴七物湯、及消毒煉、五月餘而平如故、

鈴木某者年四十患癲五年餘月一二發衆方不驗來請診之脉微而緊心下痞鞕有時上逆與之半夏瀉心湯及消毒散五月餘遂不復發

奥州二本松百目木村木村屋多吉者子年十九發癲五月餘百治不收其家素知余名回姪紺野文周狀病請藥狀曰眩暈顛倒不知人事吐涎沫月二三發爲造消毒煉五劑以送之乙亥仲冬共出江戸來謁曰初服一劑病熱自若服至二劑滿身發毒如疥癬日二三發爾後遂不復發世醫或云癲病既冠以上决無愈者誤矣

余前白曹騰妄投薬劑間使方無奇驗或效微而病漸皆雜別不明之所致悔恨何及今併附于此以自警戒

中村某者弟年可二十二三發狂妄走妄語善驚桎梏而置於室數月飲食自倍後忽然廢食衆治不愈迎余診之脉沉微心下痞鞕少腹如削語言難分與之小柴胡加黄連湯及下氣圓楔歯入藥飲餡漸進而數自又廢遂至不可救嗚呼語言難分者為勞心不欲飲餡者胃無氣也而今不之察鹵莽處劑余之過也

高林某者、年五十五、發狂二年餘、少臥、心煩驚悸、語言蹇澁、身體麻痺、迎余診之、脉浮緊、腹滿、嘔逆、大便鞕、經曰、邪入於陽則狂、邪入於陰則痺、得之外疾思慮而心虛、故邪從之、與之順氣附子湯、及下氣圓半劑七十日、如稍有効、後異證疊出、遂至不起、

荒井某者、女、年可十八九、發癲、妄見獨語不休、迎余診之、脉微而數、飲食自倍、咳逆、頭眩、不能起、鼾甚吐涎沫日一二合、經曰、大腸移熱於胃、喜食而瘦人謂之食㑊、熱消水穀、又鑠肌肉、故得之氣厥、與之小青龍湯、及下氣圓三十餘日、如稍有効、後變證日加、遂至不可救、

齋藤某者、年可五十八九、少臥、語言錯亂、久而爲痿躄、醫或去癱癇、迎余診之、脉浮濡、胸滿、心下痞、小腹如削、語不了了、余以爲胃虛、経曰、陽明者、五藏六府之海、主閏宗筋、宗筋主束骨而利機關也、故陽明虛則宗筋縱、帶脉不引、故足痿不用也、與之桂枝加附子湯、及下氣圓、半劑七日、三月餘、如稍有効、後變證曰加遂至不可救、

上總屋某者、年可三十一二、而疾、衆醫以爲虛勞、連投温補、久而遂發狂、凡三年餘、其證數變、如癡、迎余診之、脉微而緊、胸滿、短氣、心下痞、巨里動如奔馬、與

之小建中湯及下氣圓、荏苒過歳、言語漸循常日用
打算不誤一籌、爾後甚惡藥物、余曰、病勢漸退、再與
下氣圓、又歳餘時正春氣偶中薄寒、更醫四五日、余
不知之、往問疾、主人以實告、診之、脉浮而數、身體浮
腫、余知其不可救藥而辭去、數十日果死
津輕屋某者妻、年可三十一二、患癲二年餘、終日刺
刺、欲獨居室、衆療不効、迎余診之、脉微而緊、心胸苦
煩、飲食不欲、微渴、大便秘、與之小柴胡加石膏湯及
下氣圓、三月餘、言止稍循常、家人相賀設酒招余、病
人亦以為積患霍然、後十餘日、前證復發、遂至不可

救扁鵲曰、欲閉戸獨處惡聞人聲者病在藏、藏者陰
也、經曰、脈逆連藏者死、殆是乎、
一貴家小君年可二十四五、發癲五月餘、衆醫進藥
俱不効、或以鐵砂攻之、數日、病猶自若、召余診之、脈
微而緊、胸滿、短氣、心下痞、當臍有動、四支骨立、妄言
妄行不休、余曰藥百日餘、而當治、投下氣圓、藥迕口、
輙嘔逆難服、居四五日、侍醫以實私余曰、頗以他方
可救者治之、余悵然曰、不能服下氣圓則非鄙人薄
伎所能致辭、居三十餘日、果捐舘、盍前醫以鐵砂急
攻之、胃氣虚竭、故惡進藥、終至不可救、誠堪浩歎、嘉

禾周伯器《カ》鼎曰、惟貴勢之人、難《キ》治《シ》者有《リ》三《ツ》、群醫爭《テ》欲《シ》售《シト》所能、攻補雜施《ス》、一難也、遇《スルニ》人不以《テセ》禮《ヲ》、自重《スル》者不苟《モ》往《カ》所《ロ》往《ク》者非所《ロ》重《スル》、二難也、唯唯《トメ》取《ル》悦《ヲ》孰《カ》得《ン》盡《ストク》禁《スルヿヲ》其欲《ヲ》、三難也、古人云《フ》不死《セ》於病《ニ》而死《スト》於醫《ニ》、信《ニ》然《カリ》也、

癲癇狂經驗編　終

土田獻翼卿著

成己堂經驗百方　嗣出

書略　全

文政二年己卯正月刻成

江戸書肆

下谷池端仲町　須原屋伊八

神田新石町　須原屋源助

現代語訳癲癇狂経験編

凡例

一、本文は土田献翼卿著「癲癇狂経験編」（文政二年〔一八一九〕正月刻成り、成己堂で刊行）を、できるだけ原文に即して現代語訳したものである。

一、文中〔　〕は原文小字の割注である。（　）付きの注、およびルビは訳者が付したものである。

一、症状を示す語はできるだけ原文のものをそのままいかし、（　）付きで、説明を加えた。

一、原文の異構字・誤字は正字に直した。

癲癇狂経験編　自序

私は、陸奥の片田舎で生まれ、小さい時から医方を好んだ。かつて宋の范相の言葉に感銘して、江戸に遊学し、ひとつのすぐれた珍しい医方を会得し、広く人々に施した。諸国をまわって十五年、その間に診た男女の證（処方の適応する条件。症状のこと）は、千萬をくだらないだろう。ただ、時には、運用が自分の心に十分納得できないものもあり、まま失敗もあった。深く恥じいって、穴の中に入りたいと思ったこともしばしばであった。そこで、その理由をあれこれとおしはかり、朝に攻め、夕にもとめたが得ることはできなかった。たまたま、旅の宿で、長桑君（中国、戦国時代の人。名医扁鵲（へんじゃく）に医術を伝えたひとといわれる）ふうの人にめぐりあった。そのひとの医方はすぐれた珍しいもので、私の医方と大同小異であった。たがいに質問しあい、重ねて指南をうけ、大いに得るところがあった。ここにおいて、私は、軽重を斟酌し、寛猛を調整し、丹砂・下気の二圓と消毒煉を製した。そして症状にしたがって處方し、これを投薬した。ここに至るまでには、ずいぶん行き過ぎや立ち遅れがあった。

土田氏を継ぐに及んで、私は江戸で仕官した。虚名がひろがり、しばしば診察を請われ、応接にいとまがないほどである。

ああ、私の医方の拙劣なことは、とうてい言葉でいいつくせるものではない。そのききめは、ただ偶然がそうさせているだけだ。兢兢としていましめおそれ、一生懸命、謹んでことにあたらなければいけないのだ。

私がこれまで治療した患者は、十年あまりのあいだに千余人にも及ぶ。いま、このなかから五十余人を選びだし、決してかくしだてなどはせずに、その治療の得失を記録してみた。そしてこれを癲癇狂経験編と名づけた。

大方の君子に敢えてお見せするようなものではないが、人を活かす術においては関係がないわけではない。いや、大いに関係があるといえよう。

古人も言っている、「外部にもらしてはいけない」と。そこで、家に蔵して、同志の方たちがみえて質問することを待とうかと思う。

文政巳卯（文政二年、一八一九年）春正月　奥州の土田献、成巳堂において書く。

癲癇狂経験編

奥州　土田献翼卿著

原病

癲狂疾の原因は、私は伏熱にあると思う。むかしはこの病は少なかった。近世にいたってこれを患うものが一層多くなり、伝染していくような感じである。これは、太平が久しく、身分の貴いものも賤しいものも、思慮や嗜欲に節度がなくなったためではないかと思われる。

さて、人には五臓（肝・心・脾・肺・腎）がある。五気に化して、喜・怒・思・憂・恐を生ぜしめている（陽明は常に気が多く、血も多い）。喜べば則ち気がゆるみ、怒れば則ち気が上る。思えば則ち気が結び、憂えれば則ち気が聚《あつ》まり、恐れれば則ち気が行われず、甚しければ則ち熱が胃に伏する（五臓は皆、気を胃に稟けている）。このため、血気が流通せず、結滞、閉塞して瘕《か》（腸内のこり）を結び、あるいは塞疝《かんせん》（疝は腹痛のこと）となり、厥《けつ》成りて癲狂となる。厥とは、胃が気逆（気が上方に昇って不安定な状態になること）をなすことである。胃が気逆をなせば則ち陽明が邪旺（よこしまにさかんなこと）し、下が虚となり、上が実となる。陽明とは胃脈のことである。胃とは五臓のもとで、六腑（胆・胃・大腸・小腸・膀胱・三焦）の海である。その気が下行して、陽明が逆し、その道に従うことができなくなると、則ち臥すことができなくなる。顔面が赤くほてり、耳鳴りがして、たえずひとりごとをいい、妄見（みだりにみる）、妄行（みだりに行なう）し、窓を越えて屋根に上り、自ら、高賢であり、高貴であり、辯智（事理をわきまえ知る）であるようにふるまう。しかも飢えた人のようにがつがつと食べ、腹が膨張して大いに音をたてる（腸や胃の雷鳴）。飢えを自覚せず、あるいはあえいで、おどろきなげけば則ち人をにくむ〔惋熱が内に欝するために人の煩しさをにくむ〕。これは、いうところの胃家の實である。

黙黙としてひとことも言わず、戸や窓を閉じて独り居ようと欲し、さながら人が自分を捕えようとするかのように思うものは、腹満〔腹部に膨満感があること〕、瞋脹《しんちょう》〔内脹を起すこと〕し、後の方にうまく通じない。食欲もなく、吐いてばかりいて臥すこともできない。目は睆々として見ることができず、耳も聞くことができない。舌がもつれて言うこともできないものは、胃が虚である。

しかし、はじめは陰で、のちに陽となるものがいる。また、はじめは陽で、のちに陰となるものもいる。あるいは、たちまちのうちに陰となり、たちまちのうちに陽となり、悲しんだり、喜んだり、笑ったり、罵ったり、常態でなく、千変万化し、鬼神のようになる。このため、證〔症状〕の陰陽を知り、その虚実〔体力が充実し疾病への抵抗力が強い場合は実、その反対の場合は虚という〕を察しなければいけない。また、にわかに発狂し、しかし瘕のないものは、薬がなくとも治るものである。

癲癇の原因は、みな胎病にある。その症状はまたそれぞれ異なる。癲病がおこると、にわかに倒れて人事不省となる。あわを吐いて、口と眼はひきつり、手足もひきつけをおこす。そしてわずかの時間でもとにもどる。日に、一、二回発するもの、月に一、二回発するもの、あるいは年に四、五回発するものもいる。頭眩〔めまいが甚しい状態〕し、目の赤いものがいる。また身体が倦攣《けんれん》〔倦はうむ、攣はひきつる〕するもの、また背が痛くなるものがいる。

岐伯《きはく》〔中国、黄帝の臣。名医〕は、「この病を得るものは、母の腹の中にいたとき、母が大いに驚くことがあり、気が上って下らず、精気がともにあって、このためその子どもは癲疾を発するようになるのだ」と言っている。

癇疾を発するのはそうではない。しばらくのあいだ、めまいがして、人事不省となり、眼が喎斜《かしゃ》〔不正な状態をいう〕

し、手足は瘲瘈《しょうけい》（ひきつけのこと）し、あるいは一日、ながくて二、三日にも及ぶ。

「經」（中国医方の経典）は、「心脈が満大になれば癇瘛《かんせい》（ひきつけのこと）となり、筋がひきつる〔心脈が満大になれば則ち肝気が下流し、熱気が内にうすまり筋は乾き、血がかれる。このため筋がひきつるのである〕。肝脈が小急になれば癇瘛となり、筋がひきつる〔肝は筋を養い、内に血を蔵している。肝気が寒をうけると癇瘛となり筋がひきつる。脈の小急なる者は寒である〕」と述べている。

また、「二陰が急なれば、癇厥《かんけつ》〔二陰とは少陰のことをいう〕をなす」とも述べている。

これらは、五臓が平らかでなく、六腑が閉塞するために生ずるものと思われる。そしてこれはまた、仲景〔張仲景。中国、後漢のひと。「傷寒論」の著者といわれる〕がいってるところの「驚癇は手足が瘲瘈する」と同じことである。

後世の人が、これを五癲、五癇、六癇といい、五臓六腑に配して考えたことは誤りである。

考證

癲狂は、ことばがはっきりしないもの、発言がとどこおって、状態が中風のようなもの、あるいは数年ののちに癡《ち》（狂痴のこと）のような症状を呈するものは、みな治りにくい。

むかしの人は、灌水を作って伏熱を発した。後の人は、此の方法を以て癲狂を治療したが、再び伏熱を発した。私はこれを試みてみたが成功は十のうち二、三回だけである。しかし虚證（虚の症状）においてはかえって大害をなすものだ。

よろしくこの原因を審らかにすべきである。

癲狂は、腹中に積瘕（こりがつもる）があり、その堅さは石のようであり、これをおさえてみて痛みのないものは治り難い。

また、癲狂は、伏熱あるものには灸をすえてはいけない。また患者を尊重したりすると煩逆（いらだち）をおこさせる。

「素問」（黄帝とその臣である名医岐伯の問答を掲げたもの。二十四巻。秦漢時代の作。中国最古の医書）病能論は、「生鉄落（きたえない鉄のくず）は気疾を下す」と述べている。「本草」（中国に伝わる植物・薬物の研究書）は、「驚神癲癇・喜怒発狂を治す」と述べている。たしかに、鉄落は火を降すというが、多く服用すれば、則ち胃気が虚になる。癲癇に至っては最も効能がない。このことを知っておかなければいけない。

およそ、癲狂には、大黄《だいおう》香附子を主薬とすべきである。大黄は胃を平らかにし、気を下し、腸のあいだの結熱を除いてくれる。香附は欝《うつ》を散じ、胸膈《きょうかく》（胸と腹とのあいだ）をよく通じてくれる。しかしこの投薬では、よろしく虚実を斟酌して行なわないといけない。

「霊枢《れいすう》」（漢代につくられた針灸の医書）は、「癲疾の気が下に泄《も》るものは治らない（虚であれば則ち泄る）」と述べている。また、孫子邈《そんしげい》（唐時代の医学者。医学全書「千金方」の著者）は、「癲を発し、糞をするものは治り難い」と述べている。試みてみたがまことにその通りである。

癲癇狂には、生冷物および酒酪《しゅらく》（酒と乳）・脂肪は禁じなければいけない。

主方

下気圓　この薬は、癲狂疾を治す。胃を和らげ、気を下し、五臓の癥《ちょう》結（腹中のしこり）を除く。また婦人の産後に、悪露（婦人の産後の下りもの）が上衝《しょう》して狂を発したものには、右の薬を蚤煉《そうれん》（蚤は早し、煉は薬物をまぜてこねる）し、症状の軽いものには半剤を七日間、重いものには一剤を七日間、空腹時に、白湯《さゆ》をもって服用させる。日に二回、夜に一回のわりあいである。もろもろの悪物が下るようすをみて、もし桂枝《けいし》の症状があれば桂枝湯を用いる。柴胡《さいこ》の症状があれば柴胡湯を、白虎《びゃくこ》、三承気・瀉心《しゃしん》の類いの薬物は、みなその症状に随って処方する。しかし、下気圓を服用し、道を三里ばかり行かなければならない時は、湯液《とうえき》（煮出し汁）を服用するようにする。

丹砂圓　この薬は、癲狂疾を治す。

麦芽汁　この薬は、癲狂、驚悸（驚きおそれて甚しく動悸がする）、煩悶の症状で、飲食を欲しないものを治す。この場合は、麦芽を五匁《もんめ》、水二合で、一合を煎じとり、これを毎回二合、下気圓とともに服用させる。半剤を七日間服用させる。もし、下気圓をいやがるときは、糊丸や丹砂を衣として、毎服一匁を、日に二回、夜に一回のわりあいでおくりこむと更によろしい。

小柴胡湯　癲狂がはじめて起こると、臥すことが少なく、驚悸、心煩（胸苦しさ）の症状がおこり、あるいは寒気がし、あるいは発熱し、脈は浮滑（浮は脈がかるくはげしくなること。滑は脈がなめらかにうつこと）、あるいは緊（ちぢむこと）となる。これは胃が気逆をなしているためである。

胃が気逆をなすと陽明が邪旺する。この場合は、柴胡湯を主薬とする。柴胡はもともと胃を和らげる薬剤である。このため仲景も「上焦《じょうしょう》（胃腑の上をいう）は通ずることができ、津液《しんえき》（人体に流れる液体。血液・精液・汗液・唾液などの総称）は下ることができ、胃気はこれによって和す」と述べている。

加減の方法は、動悸するものには、茯苓《ぶくりょう》（松の根に寄生するきのこ類）や牡蠣《かき》を加える。心煩の症状があり、臥すことが少ないものには黄連《おうれん》や山梔子《さんしし》（くちなし）を加える。虚煩のものには酸棗仁《さんそうじん》（さねぶとなつめの核）を加える。欝結するものには香附《こうふ》（はますげ）を、小便がうまく通じないものには黄芩《こうきん》（こがねやなぎ）をとりさり、茯苓・山扁豆《さんへんとう》（かわらけつめい）とを加える。吐くものには黄芩・大棗《そう》（なつめ）をとりさり、半夏《はんげ》（からすびしゃく）・生薑《せいきょう》（しょうが）を倍にして加える。口がかわくものには石膏（含水硫酸カルシウム）を加える。またそのように望むものには人参をとりさり、五味子《ごみし》（さぬかづら）・乾薑《かんきょう》（ほしたしょうが）・細辛《さいしん》（多年生の杜衡にた草）を加える。大便の出にくいものには大黄《だいおう》（薬草のひとつ）を加える。苦満（膨満感があって重苦しい）のぬけきらないものには、大黄・芒硝《ぼうしょう》（硝石の異名）を加える。腹満（腹部に膨満感がある）、拘攣《こうれん》（手足がひきつること）の症状があり、大便のでにくいものには大柴胡湯を主薬とする。

また、婦人が、発熱し、うわごとをくちばしり、月経がはじまり、そのようすが鬼神のようなものは、熱が血室にはいったためである。あるいは出血し、うわごとするものには、あわせて小柴胡湯を主薬とする。

降火湯　この薬は、臥すことが少なく、心煩、驚悸の症状があり、妄言、妄行のやまないものを治す。大黄・黄連・山梔子を等分にして、これに甘草を少し加え、さらに、口がかわくものには石膏を加える。この三味は、水一合五勺から一合を煎じとり、毎回、二包《つつみ》を服用する。

消毒煉　この薬は、癲を発し、めまいして顚倒《てんとう》し、人事不省となり、白いあわを吐き、口と眼がひきつり、手足がひきつけをおこして痛むものを治す。この薬は、一剤を、七日間、空腹のときに、酒をもって服用する。日に二回、夜は一回のわりあいである。眼やわきの下、両股《また》、胸と腹とのあいだに、疥癬《かいせん》のような毒が、再三発することをひとつの目安とする。もし、その毒が発するようになり、癲を再三おこして、しかも泄らさなければ、則ちこれは治る。この薬はまた粉薬にして用いる。また湯液はよろしく症状に従って処方するようにしないといけない。

経験

原公子、年は三十一、二才ばかりで、癲を発した。およそ六ヵ月あまりのあいだ、ぼんやりとしてひどく物に驚き、夜も眠れなかった。煙草を口から離さず、坐っているまわりには焦げあとが星のように点々とちらばっている。このような症状はかつて知らず、多くの医師たちは技術を尽くし、精魂をこらしたが、一向にききめがなく、とうとう私が召し出された。これを診察すると、脈は浮滑、胸満、心煩、臍の上に動気があり、瘕が二筋できている。便秘もしている。私は、「胃が気逆をなしている」と思った。動とは気である。邪が気にある時、動をなすものだ。そもそも気は人体の根本である。あの仲景は、「気がこりかたまって積となる。積とは内臓の病気で、五臓はすべて気を胃からうける。胃気が和らげば病気は治る。しかし瘕はまだ残っているようだ」と述べている。脈法には「脈は血の府である。浮なるものは陽となり、滑なるものは実となる。これを重実と言う」とある。重実とは熱のことである。これに大柴胡加重附湯と下気圓を与え、「病気は二ヵ月ばかりで治るだろう」と言った。服薬すること五十六日で、積瘕は徐々に去り、思った通り全くもとどおりに恢復した。

深沢氏の長子、年は二十一、二才ばかりで、癲を発した。三ヵ月あまりのあいだ、驚悸し、夜も寝ることができない。疑いまどい落ち着いて居ることがなく、人の隙をうかがって死のうとすることもしばしばであった。幸い人に救われ、死なずにすんだが、以来、室内に閉じこめた。様々の処方にも治癒せず、私が迎えられた。診察すると、脈は浮滑、腹満、拘攣の症状があり、大便は出にくく、臍の上に動気がある。瘕が二筋できていた。私は、「邪が心に迫っている」と思った。「経」に、「心は牡《ぼ》蔵（牡は陽である）である。驚けば心はよる所がなく、思慮は定まる所がない」と言っている。これに大柴胡香附湯と下気圓を与えたところ、三ヵ月あまりで全くもとどおりに恢復した。

堀氏の嫡子、年は十八、九才ばかりで、癲を発した。三ヵ月あまりのあいだ臥すことが少く、妄言、妄見し、悲しんだり怒ったりして、物を取っては人に投げつけ、着物をひきさいては火中に投じた。側近の者は手の施しようもなく、多くの医師の処方もききめがない。私が迎えられた。診察すると、脈は浮滑、心下は痞鞕（かたいつかえ）、寒熱が相半ばし、舌の上に白胎（白いこけ）を生じ、目は充血して臍の左右に二筋の瘕がある。私は、陽明が邪実していると思った。これに大柴胡加香附湯を与えたところ、五ヵ月あまりで全くもとに復した。

一人の貴紳、年は四十一、二才ばかりで、癲を患う。臥すことが少く、ひどく驚悸する。時に逆上し、妄言、妄走し、眼光鋭く人を射、力はふだんの倍となる。侍者が数人で彼をとりおさえる。医者は、「気虚をなしている。治すことはできない」と言い、これに半夏瀉心加鉄砂湯を進めた。数日たって私が召された。診察すると、脈は浮滑、腹満、拘攣の症状があり、舌の上に黒胎を生じ、大便は出にくく、臍の左右に二筋の瘕がある。これをおさえると痛む。私は、胃に熱が盛にして、四肢（四肢は皆、気を胃からうける）に及んでいる。逆すれば気を奪うと思った。その重語しないのを見て私は気虚ではないと断じ、これに大柴胡加香附黄連湯と下気圓を進めた。五、六日して病勢は次第に退いた。すると前の医師が、「翼卿の処方は虚実を弁別していない。ただ、下気圓を用いるだけで、変を予測する事はできない。私は常にこのお方の腹脈を知っている。願わくばひとつの処方をすすめ、たすけるのに下気圓を以てしたい」と言った。人々はみなこれに迷い、どうしようかと私に語るので、私は、「そうではない。古人も言っているが、拙い者は日毎に疑問を抱く。以前は不治だとし、後には治るだろうと言う。これはその毒の所在を知らないのである。温補吐瀉もその所を得なければむしろ危険であろう」と言い、笑って前の処方を進めた。四ヵ月あまりで全くもとに復した。

一人の士紳、年は三十二、三ばかりで、癲を発した。一年あまりのあいだ、臥すことが少く、黙々として語らず、人を悪《にく》み、白昼には一物も食べずに夜になって食う。多くの処方もききめがなく、私が召された。診察すると、脈は浮滑、心下に堅いつかえがあり、臍の左右に瘕がこり固まって大便も出にくい。私は、心が牡蔵をなし、胃が気逆をなしていれば意識が錯乱するものだ。五、六ヵ月ばかり投薬すれば胃気は自然に和するだろうと思った。そこで大柴胡加香附湯を与え、同時に下気圓を用いた。しかし病人はこれを拒んで飲まない。そこで丸薬にして進めた。およそ七ヵ月あまり、ききめがあるように見えながら病はまた進む。左右の者はこの有様に疑いを抱いて私を責めた。私は笑って「昔、扁鵲が言っている。病が腸や胃にあるのは酒醪《ろう》（醪はどぶろく）の及ぶところであると。何の心配があろうか。いま、この方の服薬はまだ量の半ばにも及んでいない。ところが期限が来たといってききめの有無を責める。私の知ったことではない。とはいうものの伏熱はすでに発している。どうぞ服薬を怠らないように、これがよい方法なのだ。医者に関しては側近の人たちがえらびなさい」と言った。人々は承諾した。前の処方の薬を服すること一年あまりで、果して全くもとどおりになった。

大塚某、年は二十五才で、癲を発した。終夜寝られず、ふさぎこんで話しもせず、よく怒り、眼光は光り輝いている。多くの処方を用いても治癒せず、私が迎えられた。診察すると、脈は微で緊、胸満、心下につかえがあり、臍の左右に二筋の瘕ができている。大便も出にくい。私は、「経」に言っているところの「少気、よく怒る者は陽気が治まらない。陽気が治まらなければ、陽気は外に出る事ができず、肝気も当然治まる筈のものが治まり得ない。そのためによく怒る。こういう症状を名づけて煎厥〔煎迫して気逆す〕と言う」ものだと思った。これに大柴胡加香附湯と下気圓を与えたところ、五ヵ月あまりで全くもとどおりになった。

山田某、すでに老年であるが、官をやめた後、癲を発した。終日くどくどと物さわがしく、一晩中寝ない。時には叱り罵りながら「窓の前に人がいる。私の以前の事を言い散らす」と言う。家人が彼を楽しませようとして芝居見物に連れ出した。観ているさなかに大声をあげて罵り、「彼の者たちはみな私のやった事を演じている」と言う。怒りを解く事ができず、私が迎えられた。診察すると、脈は洪大、胸満、心下につかえがあり、大便が出にくく、舌の上に黒胎を生じている。私は、「これは気疾である」と言った。古人も「喜怒して得る者は、喜怒に遇って発する」と言うし、脈法には、「脈の洪大な者は実である」と述べている。これに下気圓四剤を与えたところ全くもとに復した。

亀井某、年は四十一、二才ばかりで、君命によって越後に使いした。突然狂を発して、使者役を辞して江戸に帰って来た。夜半、ころげまわり、時には驚き叫んで、「百性たちが鼓を鳴らして激しく攻めてくる。助けてくれ」と言う。こうした状態が月をかさねてもやまない、多くの医師の手だても尽き、私が迎えられた。診察すると、脈は浮滑、胸満、心煩、さらに動悸が激しい。臍の左右に瘕が二筋見られ、便秘している。私は、陽気が上がることが甚しく、耳鳴しているに違いないと思った。「経」にも「頭痛耳鳴がして、九竅《きょう》（身体にある九つの穴）がうまく作用しないのは腸・胃がそうするところなのだ」とある。その鼓声を聞くというのは心に悪むところがあるからなのである。これに大柴胡加黄連山梔子湯と下気圓を与えた。しばらくして鼓声が日毎に遠くなるのを覚え、そうして全くもとに復した。

永田某、年は十八、九ばかりで、狂を発した。歌うかと思えば大声で泣き、昼夜を分かたない。目は赤く熱している。私が迎えられた。診察すると、脈は浮滑、心下につかえがあり、臍の所に動気がある。飲食は度をすごし、便秘している。「経」に、「狂妄で目が赤いのは火が盛なのを言う。火とは熱を言う。胃の中に熱があれば穀物を消し、食欲を減退させ、大便は必ず堅くなる」とある。これに降下湯と下気圓を与えたところ、七ヵ月あまりで全くもとどおりになった。

白井某、年は二十一、二才ばかりで、狂を発した。昼夜寝ず、大声をあげて妄走し、水火をも避けない。悲しみ喜び、笑い罵り、親しい者、疎遠の者も見分けられない。家人は彼を拘制できず、捕えて一室に閉じこめた。多くの処方もききめがなく、私が迎えられた。診察すると、脈は滑大、腹は堅くはり、飲食過度で、しかも便秘している。これに大承気湯と下気圓を与えたところ、下痢が一日に数十回もあった。そこで大柴胡加香附黄連湯を作って与えた。出入すること十ヵ月あまりで全くもとどおりになった。

竹沢某、年は三十一、二才ばかりで、狂を発した。大声で叫び、妄走し、昼夜を分かたない。その家人は以前から私を知っており、やって来て治療を請うた。診察すると、脈は洪大、胸満、上逆、舌の上に黒胎を生じ、下腹はへこんであたかも削りとったかのようである。臍の左右に二筋の瘕があり、便秘している。眼光はらんらんと光り、自ら権貴（権力がある位高き者）の人だと名乗る。「経」に、「衣服を着ることを嫌い、言葉、善悪、親疎を弁別できない者は、神明の乱れによる」とある。脈法には、「脈の洪大な者は実である」とある。これに大承気湯と下気圓を与える。数十日のあいだ下痢が日に二、三回もあり、やがて舌胎が黄色に変じた。そこで大柴胡加香附湯を作って与えたところ、五ヵ月あまりでもとのとおり恢復した。

秋山某、年は五十二、三才ばかりで、狂を発した。一日中誦経をやめず、時には自ら写経し、人々に物を施す。医者を数人とりかえてみたがききめがなく、私が迎えられた。診察すると脈は浮緊、胸脇がはって苦しく、心下に動気がある。舌の上には黒胎を生じ、大便は出にくく、手足にむくみがある。私は水毒が倍加することを恐れて辞退したが、親属は愁い、診察を請うてやまなかった。これに大柴胡去黄芩加茯苓湯と下気圓を与えた。四十日あまりで、病状はややとまり、むくみもすべてとれた。私は、「これは破竹の勢いで、機を逸してはならない」と言った。ところが以前から痰逆（こみあげてくる咳）と上衝（のぼせ）があり、頭痛発熱し、舌がかわく症状があった。これは虚火鬱熱が原因であるとし、家族は医師をかえた。十日あまりたって、痰はすこぶるへったが、以前の症状がまた大いに発した。家人は大変恐れ、再び私に治療を求めた。私は前の処方の薬を与えたところ、二ヵ月あまりで全く恢復した。病人は自ら再発するのを考えて、なお下気圓を求めたが、私は、「すでに三石の熱灰で貴方の腸の汚れを洗った。もはや霊腑は澄清であるから更に用いる必要はない」と言った。すると、謝礼金をふやして感謝しながら、「本当にそうであるならば、先生のご恩は天地と共に尽きることはありません」と述べた。

村山某、年は二十一、二才ばかりである。かつて梅毒を患った。二年の歳月が流れ、毒のほのおは日々盛になり、陰茎は腐乱し、心中が鬱結して発狂した。ひどくはしゃいで、粥や水さえ口にせず、身体の疲れが甚しい。百方手をつくしたが効なく、私が迎えられた。診察すると、脈は浮で数、上衝、心下につかえが堅く、舌の上に白胎を生じている。これに小柴胡加香附湯と下気圓〔半剤を七日分〕を与えたところ、百五十日あまりで全くもとに復した。

田村某、年は四十才で、癲を発した。二年あまりのあいだ言うことが不安定で、不安と憂いの為に夜も眠れない。魂が我が身から離散するように感じ、医者は治療できなくなって私が迎えられた。診察すると、脈は浮にして濇《じゅう》（なめらかでない）、胸満、寒熱がこもごも至り、舌の上には白胎を生じ、飲食を欲せず、下痢の激しさはさながら奔馬のようである。私は、これは気虚であると思った。「経」にも「気虚なる者は言葉が不安定である」と述べている。虚里というのは脈の宗気（大もとの気）で、その動きが衣服ごしに感じられるのは、宗気が泄れるためである〔泄れるとは発することである〕。脈法には、「浮で濇、脾気が不足し、胃気が虚するからである」とある。その為に膀胱がしまらず下痢し、救うことはできないのだと思う。家人はむりやり薬を求めてき、「せめて一日の恢復を得たならば、たとえ死んでもいいのです」と言う。そこで、これに小柴胡加香附湯と下気圓〔半剤を七日分〕とを与えたところ、百日あまりで全くもとどおりに恢復した。しかしどうしてこうなったのか、いまだにその理由は不明である。

星某、年は十八、九ばかりで、ある人につき従い松前に行った。癲を発して昼夜寝られず、妄走し妄語を発する。輿に乗って江戸に帰ってきた。その行程二百余里、その間の病状の変化は言うにたえない有様だった。私が迎えられた。診察すると、脈は浮滑、胸満、上逆、動悸が激しく、寒熱が相半ばしており、大便も出にくい。黙々として語らず、悲傷することしきりだった。ただただ「私の罪は万死をもってしても償えない」と言いつづけるだけである。これに柴胡桂枝乾薑湯と下気圓を与えたところ、三十余日で全くもとどおりになった。

高橋某、年は十七、八才ばかりで、癲を発した。寝る事が少く、恍惚としていてよく物に驚く。多くの医師は手をつかね、ある者は鬱労だと言う。私が迎えられた。診察すると脈は沈緊、胸や脇がはって苦しく、寒気と熱がこもごも至り、舌の上に白胎を生じている。これに小柴胡香附湯を与えたところ、三十日あまりで全くもとどおりになった。

医師塩沢某、年は三十一、二才ばかりで、癲を発した。百薬もききめがなく、人を介して下気圓を求めてきた。その手紙には、「胸満、心煩、鬱々として物を言わず、時に驚悸する」とある。私はこれに下気圓一剤半〔半剤を七日分〕を与えた。病勢は次第に去り、やがてもとどおりに恢復した。手紙でこれを感謝してきた。

武州川越白村の薪売り兵右衛門という者が訪れて言うには、「私の村に狂を発した者が二人おります。一人は男、一人は女で、妄言、妄行、昼夜を分かちません。願わくば下気圓数剤をいただいて、試みに与えたいと思います」と。私は、「遠方の人であるため診察することができないので、病の虚実は知り得ないが、しかし平常言うとおり、生来の痴狂でないかぎり、皆治るでしょう」と言って、下気圓四剤を与えた。後に再びやって来て感謝しながら「二人とも恢復いたしました。全く先生のおっしゃる通りです」と述べた。

桐戸某の妻、年は四十一、二才ばかりで、癲を発した。夫が来てその病状を、「臥すことが少く、胸や脇がはって苦しく、飲食は度をすぎていながら便秘しています」と語る。これに下気圓〔半剤を七日分〕を与えた。しかし、便秘はつづき、心腹が痛むというので、更に脩急圓一匁五分を作って与え、「まず三分を与えなさい。うまく通じない時には更に三分を与えなさい。くれぐれも量をすごすことのないように」と言った。ところが病人があやまってこれを全部飲んでしまい、激しく下痢して、足腰が萎《な》え、起居することもできぬ有様となった。家人は非常に驚き、やって来てその病状を述べる。私は、「飲食の度がすぎ、しかも便秘する者は胃実である。激しい下痢や、足腰の萎えは何の心配もないのだ」と言い、下気圓三剤〔半剤を七日分〕を与えた。やがてもとどおり恢復した。

　倉田屋善兵衛の妻、年は四十四、五才ばかりで、癲を発した。五ヵ月あまり百方手をつくしたがききめがない。やって来てその病状を、「心胸が苦煩、人を悪み、疑い迷って落ち着きません。ひどく便秘しています」と語った。これに下気圓五剤〔半剤を七日分〕を与えるともとどおり恢復した。

　以上の五人の者は、私が直接脈をとったわけではなく、ただ、その症状を聞いて、治療法を案じたものである。症状が真に彼らの言うようなものであったならば百薬を用いてもききめはない。医者はそれを考慮せず、むやみに吐下の剤を用いる。あるいは鉄砂・水銀・硫黄・巴豆〔実の核は薬用〕・大戟《たいげき》〔薬草の一種〕・甘遂《かんすい》〔薬草の一種〕といった類いを投じて、その適否を考えずに偶然の恢復を求める。そういう人たちはどうして額に汗をかかずにいられようか。

　八百屋平兵衛の子、年は三十一、二才ばかりで、狂を発した。路上で大声をはり上げて歌い、東西もわからない。家人はどうしようもなく、しばって部屋にとじこめた。一、二日たつと手足がむくみ、まりのようになった。私が迎えられた。診察すると、脈は浮数、胸満、発熱、便秘している。私は、「この子は毒はまだ浅いものの、湿を受けている点では甚だ深い。まずこれを除くべきである」と言い、排毒加大黄剤を与えた。そうしたら二十一日で全くもとどおりになった。私がはじめに思ったのは、薬を飲むこと数百日でなんとか完治するであろう、ということであったが、意想外にも、ただ排毒剤を与えたのみで、まだ下気圓を飲むに至らぬ二十日あまりで、自然と毒が脱けてしまった。これについては未だ解明できない。古人が言うところの「薬をのまずに治る」という類いのものであろうか。

袴屋喜兵衛、年は六十二、三才ばかりで、はじめ中風を患っていた。その時すでに、驚悸し、臥すことが少く、妄走し、ぶつぶつ独り言を言いつづけた。私が迎えられた。診察すると、脈は浮滑、心下のつかえが固く、大便はあたかも革のようにかたい。言語も不明瞭である。私は、「これは癲疾で、言葉がはっきりしないのは中風のためだ」と思い、これに大柴胡加黄連湯と下気圓を与えた。そうしたら四十日あまりで全くもとどおりに恢復した。

魚屋清右衛門、年は三十八、九才ばかりである。家が貧しい上に家族も多い。「詩経」北門の歌に「唯々杜康に頼る」とあるように、彼は酒によってその憂さをまぎらしていた。ある日突然、妄走し、部屋をまわりながら、「役人がやって来て私を捕えようとしている。助けてくれ」と叫ぶ。家人はびっくりして私を迎えにきた。診察すると、脈は浮滑、胸満、上逆、眼は赤く充血して、臍の左右には瘕がこり固まってあたかも大きな拳の如く、便秘している。自分では「胸の中に何ものかがあって声を出す。応声虫のようだ」と言う。私は、「気疾である」と思った。これに大柴胡加香附湯と下気圓を与えたところ、三十日あまりで恢復した。私は彼に向かい、酒をつつしむように戒めて、「飲んだら再び発病するであろう」と言った。断酒すること一年あまりで、その禁を少しゆるめたら、前のような症状があらわれた。そこで前の処方を二十あまり与えたところ全くもとどおりに恢復した。

小梅村の岩次郎、年は十七、八才ばかりである。ある日、商いに出た。日は暮れて道は遠い。たまたま城の堀ばたを通り過ぎた時、急に鬼が襲いかかるような気がして身の毛もよだつばかりの恐怖に陥った。家に帰り着いた時は顔色を失い、話す言葉もしどろもどろの有様である。多くの医師にかかったが、数日間とうとう黙りこくったままだった。医師たちはみな治すことはむずかしいと言う。その家人はもとから私の名を聞き知っており、私のもとに来て診察を請うた。診ると、脈は浮緊、腹満、発熱、舌の上に黒胎を生じ、便秘している。私は、「これは癲である。薬を服用して三ヵ月ほどで治るであろう」と言った。「経」に、「胃が気逆をなすと恐を発し、しゃっくりがでる。激しく震えを伴う者は、陽が盛で更に陰気が加わるものだ」とある。脈法には、「浮は熱となり、緊は寒となり、陽中に陰がある。だからこれを下すのがよい」とある。これに大承気湯と下気圓を与えた。数十日のあいだ、一日に激しく下痢することと二、三回、やがて舌胎が黄色に変じた。そこで大柴胡加香附黄連湯を作って与え、下気圓をあわせ用いた。しかし三ヵ月たってもききめがない。家人はこれをあやしんで医者をかえようとした。私もまた大変困惑した。その一族に重三郎という者がおり、その妻は以前喪心し、私を頼って再びふつうどおりの人になることができたのであるが、そのために彼らは私を信ずることが特に厚かった。重三郎はこの事を聞いて私のもとに走り来たり、「先生はいつも人の病を制し、千百のうち一つも誤らない。どうしてこの子だけ間違うことがあろうか。これには必ず理由がある筈だ」と言って、病人を我が家に連れてゆき、自ら湯薬をとって与えた。三ヵ月あまりで果してもとどおりに恢復した。後になって病人が自白するには、「初め薬を服用し、口に含んで飲まず、人がいないのを見すましてひそかに吐き出したのだ」と言うことだった。重三郎はその言葉をくわしく人々に告げ、一同闃然（元気あるさま）としたのである。

下総関宿の吉原庄左衛門、年は四十二、三才ばかりで、癲を発した。臥すことが少く、頭がくらみ、よく驚悸し、鬱々として物をしゃべらない。多くの処方も甲斐がなく私のところに来診を請うた。診察すると、脈は浮緊、胸満、心下につかえがあり、下腹は削ったかのようにやせ細っている。臍の左右に二筋の瘕ができており、便秘している。私は、煎厥であると思い、これに大柴胡加香附黄連湯と下気圓を与えた。病人は服用を拒んだが、家人がむりに飲ませ、七日あまりで病状はやや好転した。薬は次第に進んで、出入すること五ヵ月で全くもとどおりになった。

浅見氏の夫人、年は三十四、五才ばかりで、狂を発した。二年あまり、昼も夜も臥さず、悲しんだり喜んだり常ない有様で、時には大声をあげて東西に走りまわる。発作の激しい時には、力は男に勝り、数人でもおさえる事ができない程だった。多くの医師はあえて薬を処方せず。私が迎えられた。診察すると、脈は浮滑、胸満、上逆、舌の上に黒胎を生じ、臍のまわりに瘕がある。飲食は度をすぎ、便秘しており、白沫（沫はよごれ）を吐くことは日に二、三合ばかりである。私は、胃実であると思った。「経」に、「食べているのに飢えているような症状の者は、胃の疽《そ》「疽は熱のことをいう」による。白沫を吐くのは飲食物が消化しないからである」とある。そこで降火湯と下気圓を与えた。三ヵ月あまりで胃気は次第になごみ、白沫も自然にやんだ。そこで大柴胡香附湯を作って与え、下気圓をあわせ用いた。しかし、十ヵ月あまりたっても病は依然として動かず、そのために家人は私を非難した。その一族の医師渡辺某がやって来て、「翼卿が癲癇狂を治療する場合には、まず治るか、治らないかを知って後、はじめて投薬する。その治療の効果は私がいま見るところ、まさに病気は逃げようとしている。この機を誤ってはならない」と言った。薬を服用すること一年あまりで、果して全くもとどおりになった。

内藤氏の夫人、年は二十八、九才ばかりで、癲を発した。歌い泣くこと昼夜をおかず、ある時は衣をまとうて舞い、匕箸《ひちょ》（さじとはし）をあげることもできず、およそ一月あまりたってもいっこうに疲れた様子がない。治療をかさねたがききめがなく私が迎えられた。診察すると脈は浮緊、胸満、苦煩、熱と寒気がこもごも至り、舌の上に黄胎を生じ、便秘している。「経」に、「陽が盛であると、無遠慮な言葉や罵言を親疎にかかわらず浴びせ、食物を欲しなくなる」とある。私が思うには、食べることを欲しない者は胃の鬱であると。これに小柴胡加香附山梔子湯と下気圓を与え、胃を和らげて気を下した。出入すること三ヵ月あまりで全くもとどおりになった。

ある院主の妻、年は三十二、三才ばかりであるが、以前、院主に従って京に行き、癲を発した。二年あまりのあいだ終夜寝られず、気が鬱していつも悲しみなげき、食物を欲しない。人の隙をうかがって死のうとすることもしばしばだった。幸いこれを救って死をまぬがれたが、ここにおいて、下女を同じ輿にのせ抱かせて、数十日かかって江戸に帰った。久しく私の名を聞いており、私が迎えられた。診察すると、脈は沈であって微、胸満、短気（呼吸困難）、心下に動悸が激しく、熱と寒気がこもごも至り、舌の上に黄胎を生じ、臍の左右に痕が二筋ある。私は、「そもそも癲狂で、数年たって恍惚の様子が痴のような症状を呈する者は、薬物の及ぶところではない。なぜならば、心経がまず衰えるからである。いま、夫人の病気は鬱が積って発したもので、一朝一夕のものではない。心経が疲れているとはいえ、幸いなことに全く弱っているわけではない。まだ治せるだろう」と言い、彼女のために小柴胡加香附山梔湯と下気圓〔半剤を七日分〕を与えた。二百日あまりで前の症状はようやくやんだ。よっぴていつわりのたわ言を言っていたのはすべて昔の話ばかりである。ここにおいて麦芽汁を作って食を消し、中を和し、胃をひらいて煩悶を除き、下気圓をあわせ用いた。出入すること一年あまりで全くもとに復した。

私が迎えられた。診察すると、脈は微で滑、胸満、動悸が激しく、時に上逆し、目は赤く熱している。これに大柴胡加山梔黄連湯と下気圓を与えたところ五十日あまりでもとのとおり恢復した。

伊田某の側室、年は五十四、五才ばかりで、癲を発した。妄言、妄語し、夜は寝ない。多くの治療もききめがなく、私が迎えられた。診察すると、脈は微で滑、胸満、動悸が激しく、時に上逆し、目は赤く熱している。これに大柴胡加山梔黄連湯と下気圓を与えたところ五十日あまりでもとのとおり恢復した。

鈴木某の娘、年は十七、八才ばかりで、まさに嫁ごうとする時、癲を発した。夜寝ることもなく、よく驚悸し、おかしな行為やひとり言がやまない。すでに食べているのに飢えているようで、湯薬ではどうしようもない。はりや灸を施したり、あるいは水を注ぐというような方法で攻めたが病はがんとして退かず、私が迎えられた。診察すると脈は浮滑、心下は濡（やわらか）で、また煩であり、便秘している。臍の左右に拳大の痕がある。私は、憂鬱の病があるせいだと思った。「経」に、「しゃべる言葉はかすかで、一日中語りつづける者は、気を奪うものである」とある。これに降火湯と下気圓を与えた。三十日あまりの後、私は陸奥へ行くことになった。そこで「娘さんの病根はすでに除いてある。ただ、下気圓三剤をすすめて、心配はないであろう」と告げた。帰って来ると、某がやって来て感謝し、「本当に先生のいわれた通りでした」と言った。

近藤某の妻、年は二十四、五才ばかりで、喘をわずらった。年をかさね、この時から発熱、妄語し、いつも悲愁の情を抱き、昼ひなかに鬼の姿を見る。医師はこれを治療することができず私が迎えられた。診察すると、脈は浮緊、胸満、熱や寒気がこもごも至り、舌の上に白胎を生じている。私は、「癲である」と言った。「経」にも、「神が不足すると悲しみ、妄見、妄聞し、よく叫ぶ者は少気から生ずる」とある。これに小柴胡加黄連香附湯と下気圓を与えたところ、三ヵ月あまりで全くもとどおりになった。

川島某の娘、年は十七、八才ばかりで、癲を発した。臥すことが少く、悲傷することが多く、心はせかせかしていつも安らかでない。私を訪れ、診察を請うた。診ると、脈は浮緊、胸満、動悸が激しい。これに小柴胡加黄連山梔香附湯と下気圓〔半剤を七日分〕を与えたところ、一年あまりでもとのとおり恢復した。

富永某の夫人、年は二十四、五才ばかりで、癲を発した。妄走、妄語し、夜は臥すことが少く、白沫を一日に一、二合も吐く。多くの治療もききめがなく、私が迎えられた。診察すると、脈は浮にして大、胸満、上逆、足が冷え、巨里の動きは衣を通すほどで、大便も出にくい。これに大柴胡加香附湯と下気圓を与えたところ、三ヵ月あまりで全くもとに復した。

篠沢某の妻、年は五十二、三才ばかりで、狂を発した。臥すことが少く、妄言、妄走し、鬼に魅せられた者のようである。その家人は以前から私の名を聞き、来診を請うた。診ると脈は浮滑、腹は堅くふくれ、飲食は度をすぎ、便秘しており臍の左右に二筋の痕がある。舌の上に黒胎を生じていた。私は、胃実であると思い、これに大承気湯と下気圓を与えた。十日あまりの間、下痢すること一日に二、三回、胎は自然に消えた。そこで大柴胡加香附黄連湯を作って与え、下気圓をあわせて用いた。六ヶ月あまりの間治るような治らないような状態が続き、やがて全く恢復した。

吉川某の娘、年は二十四、五才ばかりで、箏をかなでることが上手であったが、ある時、癲を発した。大逆、上気し、声が出なくなる。鬱陶しく、夜も寝られない。私のところに来て来診を請うた。診ると、脈は浮緊、胸満、苦煩、熱と寒気がこもごも至り、臍の左右に二筋の痕があり、便秘している。「経」に、「五邪が乱れるところ、邪が陽に入ると則ち狂い、陰に入ると則ち痺す。陽をうてば則ち巓疾《てん》〔類注に巓は癲と同じとある〕となる。陰をうつと瘖〔言葉がでなくなる〕となる。いわゆる腑臓が邪を受けることで、これは邪が正に勝つことである」とある。これに大柴胡加香附山梔湯と下気圓を与えたところ、五ヵ月あまりで全くもとに復した。

阿保某の娘、年は十八才で、癲を発した。おどろき叫ぶことが多く、毎日つややかに化粧をする。話をしながらその門前を通りすぎる者があると、「あの人は私を悪んでいる」と言う。医師は治療することができず、私が迎えられた。診察すると、脈は微で緊、胸満、熱を発し、臍の上に動気がある。これに小柴胡香附山梔湯と下気圓を与えたところ、三十余日でもとどおり恢復した。

高坂某の妻、年は四十四、五才ばかりで、癲を発した。五年あまり、頭がくらみ、立つことができず、部屋がくるくるまわるように感じた。私が迎えられた。診察すると、脈は浮滑、胸満、心煩、臍のまわりに瘕があり、便秘している。「経」に「水が多すぎると心を失い、よく怒り、目がくらんで巓疾する。それは陰が陽に勝たないからである」とある。これに下気圓一百五十余剤を与えたところ、やがて全く恢復した。

西山某の妻、年は三十四、五才ばかりで、狂を発した。臥すことが少く、妄言、妄行がやまない。心乱れて落ち着かず、顔は赤らみ熱を帯びている。目の光はらんらんとしてその姿は鬼魅を思わせ、多くの治療でも治らない。私が迎えられた。診察すると脈は浮滑で、心下に堅いつかえがあり、飲食は度をすぎて便秘しており、臍上に大きなかたまりがあって動気が激しい。ある医者は「吐かせるべきだ」と言う。私は、「病が胸間にあるならば吐かせようが、いま病は胃に在る。吐かせるべきではない」と言い、これに大柴胡加黄連香附湯と下気圓を与えた。八ヵ月あまりでもとどおり恢復した。

真部某の娘、年は二十才ばかりで、癲を発した。妄行し独り言がやまず、夜も寝ることがなくよく笑う。およそ五ヵ月あまりになる。私が迎えられた。診察すると、脈は浮緊、心胸の動悸が激しく大便が出にくい。これに大柴胡加香附山梔湯と下気圓を与えたところ、十ヵ月あまりでもとのようになった。

上州屋彦次郎の妹、年は十九才で、狂を発した。髪をとき放ち、着物をさき、喜んで窓を叩いて声をあげ、食べても飢えているようで、一日中しゃべりつづけて足も地につかない。その姿は物に憑かれた人のようである。医師・巫女等が百方手をつくしたが治すことができず、私が迎えられた。診察すると、脈は浮緊、胸満、上逆、臍の下に動気があり、大きな拳ほどの瘕があって、便秘している。これに大柴胡加黄連湯と下気圓を与えたところ、四ヵ月あまりで全くもとどおりになった。そしてその冬とうとう嫁に行った。

玉川屋仁兵衛の妻、年は三十一、二才ばかりで、癲を発した。頭がくらみ、しゃべるのも物憂く、よく大声をあげて泣く。夢を見ることが多く安らかに眠れない。私が迎えられた。診察すると、脈が微で緊、胸満、動悸が激しく、臍の左右に瘕がある。仲景は、「邪哭が魂魄を安らかにさせない者は血気が少いせいである」と言う。これに小柴胡加香附湯と下気圓〔半剤を七日分〕を与えたところ、三ヵ月あまりで全くもとに復した。

伊勢屋孫兵衛の娘、年は二十一、二才ばかりで、産後、悪露が上衝して狂を発した。ひどくはしゃぎ、ひとり言を言いつづける。私が迎えられた。診察すると、脈は洪実、臍の上に動気がある。飲食は度をすぎ、便秘している。これに大承気湯と下気圓を与えたところ、二十日あまりで全くもとどおりになった。

床屋源蔵の娘、年は二十才で、癲を発した。六ヵ月あまりのあいだねたりおきたり安からぬ有様で、憂鬱に沈み、思慮が定まらない。私が迎えられた。診察すると、脈は浮緊、上衝、心下につかえがあり、これをおさえてみるとやわらかで、臍の下に石のようにかたい拳大の瘕があり、便秘している。これに三黄湯と下気圓を与えたところ三十日あまりでもとどおりに恢復した。

浅香屋重三郎の妻、年は三十一、二才ばかりで、狂を発した。私の治療で治ることができ、その翌年、とうとう男の子を産んだ。産後に前の症状が少し発した。これに大柴胡加香附黄湯と下気圓を与え、十日あまりで治った。二年後にまた男子を産んだ。ところが産後五、六日で前の症状がまた出た。そのため前の薬を与え、一ヵ月あまりで恢復した。癸酉（文化十年、一八一三）の年の春また懐胎し、初夏のころ、前の症状が再び激しく出た。人に対して悲喜し、笑い罵り、あるいは妄走して火や水も避けない有様である。自ら言うには「ご先祖様が私を怒っておいでです」と。診察すると、脈は浮滑、胸満、上逆、顔は赤く、臍のあたりに動気がある。下腹は削ったようにやせ細り、便秘している。白沫を一日に二、三合も吐く。これに前の薬を与えた。一ヵ月ばかりでいくらかよくなったが、再び激しい症状を呈した。私は、「癥毒が心に迫っている」と思い、桃核承気湯を与えた。一、二日してまた前の薬と下気圓を用いた。出入すること二百日あまりで全くもとどおりに恢復した。胎児もまた無事であった。

山中某の妻、年は三十才で、癲を発した。臥すことが少なく、独り言をいい、よく悲しみいたむ。人のことばが耳にはいると、「自分を悪んでいるのだ」と言う。私が迎えられた。診察すると、脈は微で緊、胸満、動悸が激しく、臍の左に瘕があり、棍棒のごとくで、これをおさえてみると耐え難い痛みようである。「経」に、「悗すれば則ち人を悪む（悗は熱内に欝すること。この人のわずらわしさを悪む）」とある。これに大柴胡加山梔香湯と下気圓（半剤を七日分）を与えたところ、七ヵ月あまりで、全くもとどおりになった。

本田某、年は四十才で、癲を発した。臥すことが少く、心煩、物に驚くことが多く、妄行や独語がやまない。私の治療を請うた。薬を飲むこと三十日あまりで、家人が他に事よせて医師をかえた。百余日の後、再び私を迎えて、「幸いにも神のような名医にあい、病患は全く除かれました。とは言うものの、貴方は癲癇狂を治療することを自らの任務としておられますので、更に私どものために診療してください」と言う。私は、「医とは理である。理は心である。医者それぞれに見る観点がある。その病気が治るか治らないかは、そちらでその名医に聞くがよい」と答えた。しかし家人は懇ろに診察を請う。これを診察すると、脈は浮緊、心下につかえがあり、臍のあたりに動気があって、瘕が二筋できている。私は、「外がわの様子がよくなったことで病気が全く治ったとしたのであろうが、胃気は和平ではない。少しよくなったといって、これをゆるがせにしてはならぬ」と言ったところ、家人は不信の色を見せた。のち百日あまりして、俄に家出し、遂にその行方が分からなくなった。昔、中国、越の人が、齊の桓公（?～前六四三）の病気を知った時、桓公はその医師が利を好んでの事として応じなかった。やがて桓公は死んだ。世の中の凡庸な医者は医師の権をもてあそんで病の深浅を考えず、人を誤る者が多い。ああ、これはひとり医師のあやまりだけではない。同時にまた病家のあやまちなのである。

相田氏の子、年は十七、八才ばかりで、癲を発した。五ヵ月あまりのあいだ、驚悸し、めまいをおこして人事不省になること一日あるいは二日に及んだ。人を見るとみな馬面《うまづら》、鳥の形をなしているという。多くの処方も治し得ず、私が迎えられた。診察すると、脈は浮滑、胸満、上逆、顔は赤く熱して、臍の左右に二筋の瘕ができている。私は、「気疾である。『五雑俎《ござつそ》』（中国明代の謝肇淛の著）に松滋の令である恙愚がにわかに病にかかって字がよめなくなった。またある人が病気になったところ、物を見ると皆曲って見えた。と書いているが、その類いである」と言い、これに大柴胡黄連湯と下気圓を与えたところ、五ヵ月あまりで全くもとどおりになった。

伊藤氏の夫人、年は四十五才ばかりで、癲を患った。七ヵ月あまりのあいだ、月に一、二回発する。その発するときは、めまい顚倒して全く人事不省となる。涎沫（よだれ）を吐き、口や眠がゆがみ、手足はわなわなふるえ、多くの処方もききめがない。そこで私が迎えられた。診察すると、脈は浮緊、心下に堅いつかえがあり、時に上逆する。半夏瀉心湯と消毒散を与えたところ、五ヵ月あまりで再発することがなくなった。

金田某の妻、年は二十四、五才ばかりで、癲を患った。七年あまりのあいだ月に一、二回発する。多くの治療も治すことができず、私が迎えられた。診察すると、脈が微で緊、胸満、心下がつかえ塞がり、臍の下に瘕ができている。ちょうど鶏卵のようで動気が着物を通して感じられた。私は、「胎毒は深いとはいうものの気はまだ泄れていない。五、六ヵ月で治るだろう」と言い、半夏瀉心湯と消毒煉を与えた。六ヵ月あまりたったがまだなおらない。家人はこれを批難した。私は、「医者を信じないのは不治の第一の原因である。治癒の時期をまちがえたからと言って、治療をあやまる事はない」と言い、その毒がいくらか除去されるのを待って、再に消毒煉を作ってこれに与えた。そうしたら満身に毒を発し、疥癬のようになること再三であった。出入すること九ヵ月あまりで全くもとのとおりに恢復した。

岩崎文太夫の娘、年は十六才で、癲を患った。七年あまりのあいだ月に一、二回発する。多くの医師は、治すことはできないと思った。私のところにやって来て来診を請うた。診ると、脈は浮緊、胸満、心下に堅いつかえがあり、臍のあたりに動気が見られ、便秘している。これに大柴胡湯と消毒煉を与えたところ、目の中、腋、股下に毒を発することが四、五度あった。出入りすること十ヵ月あまりで全くもとどおりに恢復した。

かご屋藤七の妹、年は二十二、三才ばかりで、癲を患った。三年あまりのあいだ、月に二、三回発する。多くの処方もききめがなく、私の所にやって来て診察を請うた。診ると脈は浮滑で腹満、上逆、便秘している。これに厚朴七物湯と消毒煉を与えたところ、五ヵ月あまりでもとどおりに恢復した。

鈴木某、年は四十才で、癲を患った。五年あまりのあいだ、月に一、二回発する。多くの処方もききめがない。そこで私の所に来て診察を請うた。診ると、脈は微で緊、心下に堅いつかえがあり、時おり上逆する。これに半夏瀉心湯と消毒散を与えたところ、五ヵ月あまりで、ついにまた癲を発しなくなった。

奥州二本松、百目木村の、木村屋多吉の子、年は十九で、癲を発した。五ヵ月あまりのあいだ、百方手をつくしたが治らない。その家では、以前から私の名前を知っていた。そこで甥の紺野文周に病状を書きつけてよこし、薬を請うた。病状は、「めまいをおこして顚倒し、人事不省となり、よだれを吐く。月に二、三回それを発する」とある。

そこで、消毒煉五剤をつくって送った。乙卯の年（文化十二年、一八一五）の仲冬（陰暦では十一月）、ともども江戸に出てきて感謝しながら、「はじめ一剤を服用したが、病勢はいつもと変らない。そこで二剤を服用した。そうしたら満身から毒を発し、疥癬のようになった。日に二、三回、癲を発したが、その後、ついにまた発しなくなった」と言う。医者のあるものは、「成年以上の癲病患者は決して治らない」というが、これは誤りである。

私が前の日に、酔ってぼうっとし、みだりに投薬して、まま、すぐれたききめを失わしめたり、あるいは効能がかすかで、病いがすすむようにさせたりするのは、みな、私の辯別がはっきりしない結果である。悔んでも悔んでも及ばない。いま、ここにあわせて記して、自らのいましめとしておく。

中村某の弟、年は二十二、三ばかりで、狂を発した。妄走、妄語し、よくものに驚く。家人は、足かせ手かせをはめて一室に置いた。数ヵ月のあいだに飲食が増してきた。ところが、のちに、たちまち食欲がなくなった。多くの治療を試みたが治らない。そこで私が迎えられた。診察してみると、脈は沈微、心下に堅いつかえがあり、下腹部が削られたように細く、ことばもはっきりしない。これに、小柴胡加黄連湯と下気圓を与える。口を閉じないように歯のあいだにものを置いて支えさせ、薬を入れてやると、ようやく飲餡《かん》（餡はあん）がはいるようになった。ところが数日でまた食欲がなくなった。ああ、ことばがはっきりしない者は、心労のせいであり、飲餡を欲しない者は、胃に気がないためである。いま、このことを察せず、かろがろしく薬を処方したのは私の過ちである。

高林某、年は五十五で、狂を発した。二年あまりのあいだ、臥すことが少なく、心煩、驚悸し、ことばもとどこおり、身体が麻痺した。そこで私が迎えられた。診察してみると、脈は浮緊、腹満、嘔吐があり、大便はかたい。「経」には、「邪が陽に入ると則ち狂う。邪が陰にはいると則ちしびれる。これが外疾にあらわれると、あれこれ思慮して、心虚となる。このため、邪がこれに従う」とある。これに、順気附子湯と下気圓〔半剤を七日分〕を与えた。やや、ききめがあったようであるが、やがて異った症状がかさなってあらわれ、ついに起きあがることができなくなった。

荒井某の妻、年は十八、九ばかりで、癲を発した。妄見し、ひとりごとがやまない。そこで私が迎えられた。診察してみると、脈は微で数、飲食は増し、咳をする。めまいが激しく。起つこともできない。甚しく疲れている。そして、日に、一、二合もよだれを吐いている。「経」には、「大腸は、熱を胃に移せば喜んで食するが、痩せてしまう。これを食亦《えき》〔熱は水穀を消し、また肌肉をとかす〕という」とある。もともとこの病は、気厥〔のぼせ〕から得る。これに小青龍湯と下気圓を与えた。三十日あまりで、ややききめがあらわれたようであるが、のちに、変った症状が日ごとに加わり、ついに救うことができなくなった。

斉藤某、年は五十八、九ばかりで、臥すことが少く、ことばが錯乱し、しばらくして後しびれてしまって足腰がたたなくなった。医者は、癱瘓《たんかん》〔癱は筋がしびれてきかなくなる病い。瘓はてんかん〕ではないかという。そこで私が迎えられた。診察してみると、脈は浮濇、胸満、心下につかえがあり、下腹部が削ったように細い。ことばもはっきりしない。私は、「胃虚ではないか」と思った。「経」には、「陽明は五臓六腑の海で、宗筋をうるおすことをつかさどる。宗筋は、骨をつなげることをつかさどり、機関をうまくうごかす。このため、陽明が虚であれば、宗筋がゆるんで、帯脈が引かれず、足がなえてしまい、使えなくなる」とある。これに、桂枝加附子湯と下気圓〔半剤を七日分〕与えた。

三ヵ月あまりでややききめがあらわれたようであるが、のちに、変った症状が日ごとに加わり、ついに救うことができなくなった。

上総屋某、年は三十一、二ばかりで、病気になった。多くの医師が、「これは虚労である」と思い、しきりに温補を投じた。しばらくたってから、とうとう発狂した。およそ三年あまりのあいだに、その症状はしばしば変り、痴人のようになった。そこで私が迎えられた。診察してみると、脈は微で緊、胸満、短気で、心下につかえがあり、巨里の動きは奔馬のようである。これに、小建中湯と下気圓を与えた。歳月がすぎて、ようやくことばも常態にもどった。日用の計算も誤りがない。このため、以後は薬物をはなはだ悪んだ。私は、「病勢がようやく退いたから再び下気圓を与える」と言った。そして一年あまり、ちょうど季節は春で、たまたまうすら寒かった。このとき医者をかえた。四、五日のあいだ、私はそれを知らなかった。往診して、問診したとき、主人がこの事実を告げた。これを診察すると、脈は浮で数、身体はむくんでいる。私は、救うことができないと知り、辞去した。果して数十日後に死んだ。

津軽屋某の妻、年は三十一、二ばかりで、癲を患った。二年あまりのあいだ、朝から晩までよくしゃべり、ひとり部屋に閉じこもりたがる。多くの治療を試みたがききめがなかった。そこで私が迎えられた。診察すると、脈は微で緊、心胸が苦煩、飲食を欲しない。かすかに口がかわき、便秘である。これに小柴胡加石膏湯と下気園を与えた。三ヵ月あまりたっておしゃべりがやみ、平常にもどった。家人が祝いの宴席を設け私を招待した。病人は、積年の病患がにわかに消えてしまったと思った。ところが、十日あまりののち、再び前の症状がおこり、とうとう救うことができなくなった。扁鵲は、「戸を閉じて、独りで居ることを欲し、人の声を聞くことを悪むものは、病が臟にある。臟は陰なり」と述べている。「経」には、「厥逆で、臓に連なるような者は死ぬ」とある。この患者の場合は、まさにこれであろうか。

ある高貴な方の若君、年は二十四、五ばかりで、癲を発した。五ヵ月あまりのあいだ、多くの医者が、薬を進めたが、みなききめがない。あるときなど鉄砂で病を攻めたが、数日たっても一向にあらたまらない。そこで私が召された。診察してみると、脈は微で緊、胸満、短気、心下につかえがあって、臍のあたりに動がある。四肢は骨ばかりにやせ、妄言、妄行し、休むことがない。私は、「投薬を百日あまりつづければ、まさに治るであろう」と言い、下気圓を与えた。薬を口にうつそうとすると嘔吐してしまい、服用がむずかしい。四、五日、滞在する。侍医がひそかに私に、「ほかの、救うことのできる処方で治してくださらぬか」という。私は、悵然（なげくさま）としながら、「下気圓の服用ができないようでは、とても私のようないなかものの拙い医術では治せない」と言って辞去した。それから三十日あまり過ぎて果してその方はなくなった。私は、これについて前の医者が鉄砂を以て急に病いを攻めたため、胃気が虚竭し、薬を服用することを悪み、ついに救うことができなくなったのだと思う。まことになげかわしいことである。嘉禾（周書の逸書の篇名）の周伯器鼎には、「高貴で権勢のある人の治療の難しさは、三つある。第一に、多くの医者が自分の腕をみせようと争い、治療が雑になること。第二に、医者を遇するに礼を以てしないから、自らを重んずるものは診察に往かず、たまたま往くものがあっても重んぜられないこと。第三に、唯々諾々として相手の機嫌をとるが、それではどうしてその欲するところを禁ずることができようか、以上である。

古人も、「病気のために死なず、医者のために死ぬ」といっている。まことにそのとおりである。

現代語訳

町井陽子（桐朋女子中学・高等学校教諭）
千葉　熒（桐朋学園大学短期大学部教授）

掲載誌一覧

上巻

一、應聲蟲　神經學雜誌第十五巻第六号（三七—三八）一九一六年
二、疑疾　神經學雜誌第十五巻第六号（三八—三九）一九一六年
三、潔癖　神經學雜誌第十五巻第六号（三九—四〇）一九一六年
四、食慾の異常、其倒錯　神經學雜誌第十五巻第七号（三五—三七）一九一六年
五、心氣症　神經學雜誌第十五巻第七号（三七—三八）一九一六年
六、佯狂　神經學雜誌第十五巻第七号（三八—三九）一九一六年
七、徒然草の酒毒説　神經學雜誌第十五巻第七号（三九—四〇）一九一六年
八、守部正稽の酒説養生論　神經學雜誌第十五巻第七号（四〇—四一）一九一六年
九、守部氏の中酒説　神經學雜誌第十五巻第七号（四一—四二）一九一六年
十、支那に於ける精神療法　神經學雜誌第十五巻第八号（三〇—三四）一九一六年
十一、我邦に於ける精神療法の二家　神經學雜誌第十五巻第九号（三三—三六）一九一六年
十二、作嘔療法　神經學雜誌第十五巻第九号（三六—三七）一九一六年
十三、訓戒的處方　神經學雜誌第十五巻第九号（三七—三九）一九一六年
十四、狐憑の成書に出でし最初　神經學雜誌第十五巻第十号（二六）一九一六年
十五、離魂病　神經學雜誌第十号（二七—三二）一九一六年。
十六、痛覺鈍麻と毆打療法　神經學雜誌第十五巻第十号（三二）一九一六年
十七、茘枝保護と死刑數十人　神經學雜誌第十五巻第十号（三二）一九一六年
十八、性癖　神經學雜誌第十五巻第十一号（三六—三八）、第十二号（八—十一）一九一六年
十九、導引法　神經學雜誌第十六巻第一号（三七—四一）一九一七年
二十、國書に見えたる神經的外奔症　神經學雜誌第十六巻第二号（四七—五〇）一九一七年
二十一、元亨釋書の憑依症　神經學雜誌第十六巻第三号（三九—四〇）一九一七年
二十二、人狐辨惑談　神經學雜誌第十六巻第四号（二一〇—二三五）

第六号（三三―四一）一九一七年

二十三、妖怪門勝光傳　神經學雜誌第十六卷第七号（四二―四八）第八号（三七―四六）一九一七年

二十四、靈獸雜記　神經學雜誌第十六卷第九号（四四―四七）、第十号（二三―二五）第十一号（一九―二三）第十二号（十八―二四）一九一七年。第十七卷第一号（五四―五八）第二号（二二―二五）第三号（二〇―二三）第四号（三九―四一）第五号(二三―二六）第六号(二六―二九）第七号（二二―二五）第八号(三〇―三三）第九号（十三―十六）第十号(十七―二〇）第十一号（二二―二六）第十二号（二二―二六）一九一八年。第十八卷第二号（二三―二八）第三号（二七―三三）一九一九年

二十五、古事記涉讀　神經學雜誌第十八卷第四号(二一―二六）第五号（三三―三五）第七号（三八―三九）一九一九年

二十六、古風土記及逸文抄讀　神經學雜誌第十八卷第七号（三九―四三）第八号（二三―二五）第九号(二八―三三）第十号（二〇―二三）一九一九年

二十七、日本書紀涉讀　神經學雜誌第十八卷第十一号（二三―二七）第十二号（二〇六―二一〇）一九一九年。第十九卷第一号（三六―四二）第二号（二六―三一）第三号（二二―二六）第四号（二四―三一）一九二〇年

下卷

二十八、續日本紀　神經學雜誌第十九卷第五号(二六―二九）第六号（二〇―二三）一九二〇年

二十九、日本後記　神經學雜誌第十九卷第七号(五〇―五三）一九二〇年

三十、續日本後記　神經學雜誌第十九卷第八号（二七―二九）第九号（四五―四七）第十号（三〇―三二）第十一号（三七―三九）第十二号（十八―二〇）一九二〇年

三十一、三代實錄抄讀　神經學雜誌第二十卷第一号（五五―五七）第二号（四四―四六）第三号（四九―五一）第五号（五六―五七）一九二一年

三十二、日本紀略抄錄　神經學雜誌第二十卷第六号（七―九）第七号（二八―三〇）第八号（三一―三三）第九号（二二―二五）第二十一卷第一号（五七―六〇）第二号（三一―三三）一九二一年。第三号（二九―三二）第四号（六九―七一）第五号（六三―六五）第六号（六九―七一）第七号(五七―五九）第九号(三四―三六）第二十二卷第一号（六八―六九）第二号（六二―六三）第三号（三四―三六）一九二二年

三十三、扶桑略記抄讀　神經學雜誌第二十二卷第四号（三九―四一）一九二二年。第六号（四四―四六）第七号(六

五—六六）第八号（四九—五一）第九号（五〇—五二）第二十三巻第二号（四四—四五）第三号（二四—二六）第四号（十五—十八）第六号(三〇—三二）第七号（四七—四九）一九二三年。第八号（五四—五七）第九号（六〇—六二）第二十四巻第一号（五五—五六）第三号（三五—三七）第四号（四七—五〇）第五号（二四—二五）第六号（四〇—四二）第七号（四三—四五）第八号（四〇—四三）一九二四年。第十号（七一—七四）第二十五巻第一号（四一—四四）第二号（五〇—五二）(完）一九二五年

解題

金子嗣郎

本書は呉秀三の精神医学史関係の著作の一つであり、神経学雑誌に一九一六年（大正五年）から一九二五年（大正十四年）に至る略々十年に亘って連載された「磯邊偶渉」を上、下二巻にまとめ、更に下巻に土田獻翼卿著「癲癇狂経験編」（原文及び現代文訳）をつけ加えたものである。

呉の日本精神医学の古典を編じたものに、「呉氏医聖堂叢書」（大正十二年三月刊、復刻版は昭和四十五年十月に思文閣より刊）がある。その序文に、

「医聖堂トハ余ガ藏書ノ室ナリ。余嘗テ我邦医学歴史ニ多大ノ興味ヲ抱キ。初ニハ之ガ編纂ニモ当ランカト思ヒシコトアリ。ソノ材料トナルベキモノヲ蒐集セシコト一日ニアラズ。箇人又ハ坊間ヨリ手ニ入レタル和漢医薬ニ関スル図書史籍ハ積ミテ数百種ニ及ビ。古来名医ノ肖像手蹟モ各数十点ニ下ラザリキ。之ニヨリテ堂号ヲモ此クハ呼ビテ今日ニ至リタルナリ。然ルニ其後志望ヲ編史ニ絶チタルヨリ、此等ノ図書ハ大抵皆之ヲ放擲シ揮散シテ残ス所今ヤ尠少トナリタレドモ、肖像手蹟及ビ余ガ専門科ニ関スル書籍ハ猶ホ之ヲ手元ニ留メ置キタリ」としておる。

その内容は、

一、療治夜話　今泉宏祐著

二、癲癇狂経験編　土田獻翼卿著
三、吐法編　喜多村鼎著
四、人狐辨惑談　陶山尚迪著
五、癖顚小史　聞道人著
六、妖怪門勝光伝　並木宗恒著
七、靈獣雑記　蔦舎主人著
八、古今妖魅考　平田篤胤著
九、夜曽乽久萬泥　矢野玄道著
十、天狗名義考　僧諦忍著
十一、古今養性錄導引編　竹中敬著
十二、一本堂行余医言（癲狂驚悸編）　香川修徳著
十三、病名沿革放（癲癇悸瘂）　多紀元簡著
十四、名医雑病彙論（癲狂）　多紀元簡著
十五、雑病広要（癲狂健忘驚悸不眠）　多紀元堅著
十六、酒説養生論　守部正稽著
十七、日本国現報善悪靈異記　沙門景戒著
十八、本朝故事因縁集

となっている。

これらの書物は「何レモ皆精神病学ノ史的材料トシテ有益ナルモノト謂フベシ」ということで、その為、自ら編成合装して自家用としてきたものを、東京帝国大学に教官として就職して満二十五年である大正十年

に印刷し、同学諸氏に頒ったものである。

ところで、この医聖堂叢書と磯邊偶渉を比較していくと、「磯邊偶渉」の八、九に「守部正稽の酒説養生論」「守部氏の中酒説」、十一に「我邦に於ける精神療法の二家」があり、この中に、今泉玄祐の「療治夜話」が紹介されており、十八、「性癖」は聞道人「癖顚小史」の紹介であり、二十二、「人狐辨惑談」、二十三、「妖怪門勝光伝」、二十四、「靈獸雑記」があり、医聖堂叢書との重複がみられる。

呉が「磯邊偶渉」を書きはじめた時点においては呉は日本古典の中から精神病学に関連ある事項を、自らの文章でくだいて紹介しようとしていたようであるが、次第に古典そのものを、そのまま紹介するように変化してきている。特に、古事記、古風土記にはじまり、扶桑略記に至る抄読については、古典の文中の医学に関係ありと思われる原文そのままを記載していることがわかる。これらと「磯邊偶渉」の一、「應聲虫」、二、「疑疾」、三、「潔癖」などの書きぶりの違いを比較してみればそのことがよくわかる。

呉は本書の中で、ただ単に精神医学、民俗医学の症例の列挙にのみ関心があったわけでなく、古くからの治療にも多くの興味、関心を払っていることは、第十章〜第十三章の精神療法に関する章にもあらわれている。もっともここで呉の云う精神療法は現在云われている精神療法より広義のものであり、たとえば移精転気（変気）の療法、作業遺散の療法なども含まれ、現代の作業療法、レク療法にもつながるものがあることがわかる。（精神病学集要〈下〉の治療通論を参照）即ち、ただ単なる好事家の仕事ではなかったのである。

呉が磯邊偶渉を連載したのは前述した如く一九一六年（大正五年）から一九二五年（大正十四年）であるが、これは呉の東京帝国大学教授・巣鴨病院、松沢病院長の生活の後半になり、その関心が次第に医学史に多く向けられて来た時期であった。呉はこの後「杏壇訪古」の連載をほぼ十年近く「神経学雑誌」につづけるが、このために「神経学雑誌」は縦組みから横組みになおしえなかったという。

本巻に収めた土田獻翼卿著「癲癇狂経験編」は漢文で書かれており難解なので現代語訳をつけた。訳業は山田禎一が桐朋学園大学短期大学教授千葉熒、同女子中学・高等学校教諭町井陽子の両氏にお願いした。この貴重な古典がはじめて私たちの理解できる現代文に書きあらためられたことを喜びたい。困難な仕事をしていただいたお二人に厚く御礼申しあげる。

一九七九・八・七

先輩　金子準二先生の訃報をききつつ

精神医学古典叢書全十六巻の刊行を終えて

秋元波留夫

二〇〇〇年十一月、この叢書の第一巻、呉秀三、樫田五郎著「精神病者私宅監置ノ実況及ビ其統計的観察」、二〇〇四年二月、第十六巻、呉秀三著「磯邊偶渉（下）」が刊行されて、精神医学神経学古典叢書全十六巻の刊行を終えることができた。この叢書の生い立ちを記して終刊の辞としたい。

この叢書の前身は一九七三年に、わたくしが山田禎一、故金子嗣郎と諮って発足した「精神医学神経学古典刊行会」が同年四月から一九七九年十月までに刊行した大判の十六冊である。「古典刊行会」の発足には次のような経緯がある。

わたくしの金沢大学教授時代、一九五五年から助教授としてわたくしを補佐してくれた山田禎一が一九五七年五月、東京都調布市つつじが丘に山田病院を開設した。まだ精神障害者の社会復帰のための法制度、取り組みがまったく存在しない時代であったが、山田はいちはやくその必要性に着眼して、一九七二年九月、わが国ではじめての精神障害者授産施設である「社会福祉法人新樹会創造印刷」を創設した（因みにわが国最初の精神障害者のための無認可小規模共同作業所である「あさやけ第二作業所」が東京都小平市に開設されたのは一九七六年十月である）。わたくしは一九五八年四月、金沢大学から東京大学に転任していたので、山田の快挙を目の当たりにして何か援助の手立てはないものか、と考えた。そして思いついたのが

「古典刊行会」の設立である。趣意書を日本精神神経学会、日本精神病院協会の会員に送ったところ、幸い一千を越す入会があった。全十六冊の刊行には、一九七三年四月から一九七九年十月まで六年を要したが、創造印刷の声価を高めるのに少しは役に立ったと思っている。

古典刊行会は当初創造印刷の事業であったが、わたくしはこの仕事でせっかく芽生えた本作りを続けるために出版を独立させたいと思い、山田禎一、故金子嗣郎と一緒にその準備にとりかかり、一九七七年八月、設立発起人をお願いする次のような書簡を、稲村博（筑波大学）、風祭元（帝京大学）、加藤正明（国立精神衛生研究所）、川上武（医事評論家）、小林司（上智大学）、小林暉佳（松沢病院）、佐藤壱三（千葉大学）、杉下守弘（東京大学）、徳田良仁（神経研究所）、外口玉子（東京都精神医学研究所）、中川米造（大阪大学）、中沢正夫（群馬大学）、福島章（東京医科歯科大学）、本多裕（東京大学）の十四人の方々に送り賛同を得た。

拝啓　うっとうしい梅雨の季節に入りましたが、貴台には益々ご健勝のこととお慶び申しあげます。

さて、私たちが精神医学神経学古典刊行会を設立して、ささやかな出版活動をはじめてからもう四年の歳月が過ぎました。この間に刊行した古典は今回の呉先生の書物で十三冊を数え、少しは同学の諸兄のご期待にこたえ得たものと自負しております。この事業はあと二回の刊行をもってひとまず終了しますが、私たちはせっかく芽生えた出版の仕事をここで中絶するにしのびず、これをさらに発展させたいと願い、そのために新たに『創造出版』を設立することを決意しました。

『創造出版』設立の目的は精神科医療の発展に貢献する良書の創造にあることは勿論ですが、さらに広くわが国の医療、看護、福祉の各分野での出版と広報活動にも役立ちたいと願っております。

創造出版の設立と今後の運営について是非とも貴台のご協力をいただきたく、創造出版設立発起人をご承諾下さるようお願い申し上げます。

昭和五十二年六月二十五日

秋元波留夫
金子嗣郎
山田禎一

創造印刷三階の小部屋を間借りして編集室として創造出版が門出をしたのは一九七七年八月のことである。編集の仕事を担当したのは宇賀神利美と創造印刷の稲垣直俊、岡部俊久であった。創造出版の記念すべき最初の出版は中沢正夫著「精神衛生をはじめようとする人のための一〇〇ヶ条」で一九七七年八月である。それから二十七年の歳月が過ぎたが、創造出版創立の精神である、精神障害者の医療、リハビリテーション、看護、福祉、社会問題などに関する良書の刊行を志し、百を超える書籍を刊行することができた。この間、一九八六年三月から二〇〇三年七月まで押切寛子、一九九六年十二月から一九九八年十一月まで矢野俊之が主として編集を担当したが、二〇〇三年七月からは吉村知子、渡辺芳子、榎戸蓉子ら三名の構成となり現在に至っている。編集部も一九九六年十一月柴崎の創造印刷内より現在地に移り、独立することができた。創造出版が創造印刷時代の古典刊行会が刊行した叢書を復刊することにしたのは、その多くが売りきれて絶版となり、読者の要望に応えることができなくなったためである。そこで、精神病者監護法施行一〇〇年を記念して二〇〇〇年十一月から縮刷版として刊行することとなった次第である。

今回の第十六巻をもって三年あまりにわたった精神医学古典シリーズの刊行が終わるが、精神医学・神経学の古典に対する読者の要望に応えるために、第二次精神医学・神経学古典叢書の刊行を企図しているところである。第一次刊行に劣らない読者のご支援を願う所以である。

磯邊偶渉（下）
附 癲癇狂経験編

2004年3月1日第1版第2刷発行

著　者　呉　秀三 ほか
発行者　秋元波留夫
発行所　社会福祉法人「新樹会」創造出版
〒151-0053　東京都渋谷区代々木1-37-4　長谷川ビル
電話　03(3299)7335　　FAX03(3299)7330
E-mail sozo@alles.or.jp　http://www.artlink.gr.jp/souzou/
振替　00120-2-58108
印　刷　社会福祉法人「新樹会」創造印刷

乱丁・落丁はお取り替えいたします。
ISBN4-88158-290-9 C3047